天津市科普重点项目

医患交流·癌症防治与康复系列丛书

肺癌

百问百答

名誉主编　王长利

主　　编　王晟广

副 主 编　苏延军　张真发　蒋日成　朱建权

编　　委　（按姓氏汉语拼音排序）

　　　　　曹连静　陈玉龙　郭东勇　何　浩

　　　　　李　华　李　跃　李晨光　李悦国

　　　　　路　红　沙永生　孙冰生　徐　锋

　　　　　岳东升　岳振松　张　强　张　钰

　　　　　张连民　张新伟

U0339627

天津出版传媒集团

天津科技翻译出版有限公司

图书在版编目(CIP)数据

肺癌百问百答 / 王晟广主编. —天津：天津科技翻译出版有限公司，2017.6
(医患交流·癌症防治与康复系列丛书)
ISBN 978-7-5433-3697-1

Ⅰ.①肺… Ⅱ.①王… Ⅲ.①肺癌-诊疗-问题解答Ⅳ.①R734.2-44

中国版本图书馆 CIP 数据核字(2017)第 112862 号

出　　　版：天津科技翻译出版有限公司
出 版 人：刘 庆
地　　　址：天津市南开区白堤路 244 号
邮政编码：300192
电　　　话：(022)87894896
传　　　真：(022)87895650
网　　　址：www.tsttpc.com
印　　　刷：天津市银博印刷集团有限公司
发　　　行：全国新华书店
版本记录：700×960 16 开本　7.25 印张　75 千字
　　　　　2017 年 6 月第 1 版　2017 年 6 月第 1 次印刷
　　　　　定价：18.00 元

(如发现印装问题，可与出版社调换)

丛书编委会名单

名誉主编　王　平　李　强

名誉副主编　赵　强　刘　莉　高　明　郝继辉

张晓亮　黑　静　陈可欣　王长利

丛书主编　张会来

丛书编委　(按姓氏汉语拼音排序)

陈旭升　崔云龙　戴　东　胡元晶

刘　勇　齐立强　宋　拯　宋天强

宋玉华　王　鹏　王　晴　王晟广

杨吉龙　姚　欣　于海鹏　岳　杰

赵　博　赵　军　赵　鹏　赵金坤

郑向前　庄　严　庄洪卿

丛　书　序

　　随着我国社会经济的发展以及老龄化的加速,恶性肿瘤的发病率呈逐年上升的趋势, 已成为严重威胁人民生命与健康的首要疾病。我国肿瘤防控目标是降低发病率,减少死亡率。许多研究表明,肿瘤是可以预防或改善预后的,1/3 的恶性肿瘤可以预防,1/3 通过早期发现、诊断后可以治愈,另外 1/3 通过合理有效的治疗不仅可以改善肿瘤患者的生活质量,也可以使患者的生存期得到延长。但普通公众,一方面对于肿瘤的发生、发展等一般知识缺乏了解,很多人都谈癌色变;另一方面,对肿瘤诊断、治疗的水平的提高认识不足,认为肿瘤就是绝症,因而影响了预防及治疗。因此,提高健康意识、普及肿瘤防治相关科学知识是目前医务工作者和普通公众共同面临的一项艰巨任务。

　　天津医科大学肿瘤医院作为我国规模最大的肿瘤防治研究基地之一,以严谨求实的治学作风培养了一大批医学才俊。这套《医患交流·癌症防治与康复》系列丛书就是由该医院的优秀青年专家以科学研究与临床实践为依据,从普通公众关心的问题出发编写而成。对肺癌、胃癌、结直肠癌、食管癌、乳腺癌、恶性淋巴瘤,以及肝胆胰、妇科、甲状腺等常见肿瘤，从读者的角度、以问答的形式概述了各肿瘤病种的致病因素、临床表现，以及诊断、治疗、康复知识。其目的在于答疑解惑，交流经验，给予指导和建议，提高患者及公众对肿瘤防治的认识，克服恐惧，进而开展有利的预防措施，正确对待肿瘤的治疗方法，接受合理的康复措施。

本套丛书内容客观、全面，语言通俗、生动，科学性、实用性强，不失为医学科普书籍的最大创新亮点与鲜明特色。

郝希山

中 国 工 程 院 院 士
中国抗癌协会理事长

前　言

　　根据世界卫生组织的统计资料显示，近些年来全世界癌症罹患率及死亡率正快速上升，其中肺癌死亡率增加最快，位居我国男性肿瘤第一位、女性肿瘤第二位，肺癌均高居癌症死亡前列。肺癌的原因、症状、诊断、治疗以及预防等相关知识不仅是经治医师必须掌握的，而且也是患者及家属想要迫切了解清楚的。本书从患者及其家属的角度，由天津肿瘤医院肺部肿瘤科骨干医生以通俗易懂的问答方式解答有关肺癌诊断、治疗、康复以及早期发现等相关问题，以达到医师、患者、家属三方共同协作，使患者及家属更加科学地认识肺癌，坦然面对和处理即将面临的问题，从而更好地改善疗效，提高治疗期生活质量并达到延长患者生存期的目的。

　　本书内容由医生在临床工作中遇到各种问题的总结汇编而成，但内容仍可能有不完善或未能涵盖患者和家属的所需之处，敬请谅解和指正。

王晟广

2017 年 3 月

目　录

诊断疑问

康复疑问

基础疑问

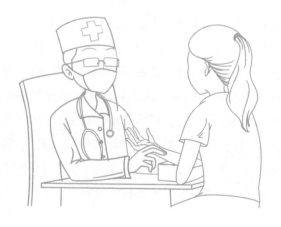

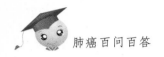

1 什么是肺癌？

按通常理解,发生于肺部的肿瘤称为肺癌,但是在医学上肺癌有较为严格的定义,肺癌是指起源于支气管上皮或肺泡上皮的恶性肿瘤,癌变的上皮细胞不正常生长,无限增生,并可向四周甚至全身扩散。肺癌的定义排除了那些其他部位肿瘤转移到肺部的情况,如果是其他部位转移到肺的肿瘤,应称作转移癌,而不是肺癌。近年来,肺癌是发病率和死亡率增长最快、对人类健康和生命威胁最大的恶性肿瘤之一,而由于早期诊断不足致使其预后差。近50年来许多国家都曾报道,肺癌的发病率和死亡率均明显增高,男性肺癌发病率和死亡率均占所有恶性肿瘤第一位,女性发病率占第二位,死亡率占第二位。逐渐升高的发病率使得我们越来越需要正确地认识这种疾病。

2 人为什么会得肺癌？

任何一种疾病的发生都有其原因。虽然肺癌的病因和发病机制尚未明确,但通常认为与下列因素相关:吸烟、职业致癌因子、空气污染、电离辐射、饮食与营养、遗传和基因改变、结核、病毒感染、真菌毒素等。其中,吸烟是肺癌发生最重要的因素, 这一点在许多研究中均得到证实, 吸烟能够解释绝大多数肺癌。第一次世界大战以前,肺癌发病率非常低,直到第二次世界大战以后肺癌的发病率才开始猛增,其中一个重要的原因就是烟草的流行,吸烟与人体患癌症的证据来自大量的流行病学资料。当然除了吸烟以外,任何空气中的致癌物都有可能通过呼吸道进入人体,从而导致肺癌的发生。

3 我国的肺癌发病有哪些特点？

首先,我国肺癌患者短短 5 年内从每年 60 万上升到每年 73 万,上升速度非常快;我国肺癌发病的第二个特点是肺癌患者相对年龄偏低,平均年龄在 60 岁左右,比美国、欧洲年轻了 10 岁;第三是我国女性肺癌患者比例偏高并且还在持续增多;第四是农村患肺癌的比例正在接近城市,这也提示了空气污染的影响;第五是从癌分类来看,腺癌已排位第一,并且更多发生在不吸烟的女性当中。

4 我国肺癌的多发地区在什么地方?

由于矿产业比较集中,东北和云南的一些高发地区有严重污染的空气,使大量致癌物质侵蚀人们的肺部,诱发癌症。实际上,随着我国肺癌的发病率快速上升,地域和性别差异越来越不明显。如果不做好预防和筛查,可能在未来 30 年,肺癌的死亡率依然排在首位。

毋庸置疑,吸烟仍是诱发肺癌的罪魁祸首。统计表明,在 10 个死于肺癌的患者中,有 9 个是烟民。除了主动吸烟的人,受害更深的是那些经常被迫吸"二手烟"的

> **温馨提示**
> 45 岁以上有吸烟史的人应每年做 1 次体检,通过肺部低剂量螺旋 CT 筛查出早期肺癌。

人,其发生肺癌的概率也相对较高。故专家建议,公共场所要全面禁烟。另外,环境因素如尾气、雾霾天、工业污染等,也拉近了人们与肺癌间的距离,在经济发达省份肺癌始终位于发病率前列。

5 肺癌患病有年龄和性别差异吗?

肺癌的发病是存在年龄和性别的差异的。一般来说,老年吸烟人群的发病率较高,因为男性吸烟比例高于女性,因此表现为老年男性发病率较高,组织学类型以鳞癌较多见。但近年来不吸烟的女性肺癌患者比例出现了上升趋势,其组织学类型以腺癌为主,且常常带有 EGFR 基因突变,晚期患者可能从靶向治疗中获益。虽然肺癌的发病存在年龄和性别的差异,但不能作为判断患肺癌风险的决定性因素,因此除了常规体检,存在吸烟及家族史等高危因素的人群每年进行一次低剂量螺旋 CT 检查是必要的。

6 肺癌是恶性的吗?

关于肺部肿瘤会有很多种通俗说法,如"阴影""肿物""肿块""长东西了",这些通俗的说法反映的都是肺部肿瘤这一现象。而肺部肿瘤分为良性肿瘤和恶性肿瘤,肺癌即指肺部的恶性肿瘤,是指起源于支气管黏膜上皮的恶性肿

瘤,即上面所说的原发性肺癌。肺癌按组织病理学可分为非小细胞肺癌和小细胞肺癌两种类型。肺部也会有一些良性肿瘤,通常发生率占肺部肿物中的 10% 左右。较多见的良性肿瘤有:错构瘤、炎性假瘤等。有时候肺部结核未能吸收消散也会形成肿物,通常称为结核球,需要与肺部肿瘤相鉴别。

7 肺癌离我们远吗?

说到肺癌,很多人都会有"熟悉而又陌生"的感觉,肺癌离我们到底有多远,让我们通过下面几组数据及报告感受一下:

(1)世界卫生组织国际癌症研究署(IARC)2010 年发布的癌症报告显示:2008 年全球肺癌新发病例预测约 161 万例,死亡约 138 万例,分别占恶性肿瘤发病病例及死亡病例的 13% 及 18%,居恶性肿瘤第一位。

(2)据 WHO 统计,每年全世界估计有超过 120 万新肺癌患者,死亡约 110 万人,世界上平均每隔 30 秒 就有 1 人死于肺癌。

(3)肺癌的病因和发病机制尚未明确,但通常认为与下列因素相关:吸烟、职业致癌因子、空气污染、电离辐射、饮食与营养、遗传和基因改变、肺部慢性疾病、结核、病毒感染、真菌毒素等,其中,吸烟是肺癌死亡率进行性增加的首要因素。

(4)WHO 提出,随着颗粒物和空气污染暴露的不断提高,将增加人们患肺癌的风险,颗粒物被列为人类一级致癌物。

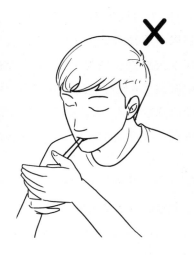

(5)肺癌是一种早期不易被发现的癌症。大部分患者早期症状不明显,部分患者是在常规体检、胸部影像学检查时发现的,只有 15%~20% 的患者在确诊时病变局限、具有手术机会,而约 86% 的患者在确诊后 5 年内死亡。

8 吸烟的危害大吗？

吸烟的危害非常大，吸烟是肺癌死亡率增加的首要原因。与不吸烟者相比，吸烟者发生肺癌的危险性平均高 9~10 倍，重度吸烟者甚至可达 10~25 倍。吸烟量与肺癌之间存在明显的量-效关系，开始吸烟的年龄越小，吸烟累积量越大，肺癌发生率越高。被动吸烟或环境吸烟也是肺癌的病因之一。在丈夫吸烟的非吸烟妻子中，发生肺癌的危险性为夫妻均不吸烟家庭中妻子的两倍，且危险性随丈夫的吸烟量而升高。不仅仅是肺癌，吸烟几乎与全身各处的肿瘤都有关，很多肿瘤都与吸烟关系密切。吸烟与呼吸系统慢性疾病，如慢性支气管炎关系也十分密切。由于香烟中有害物质通过呼吸道进入血液，导致血管内皮损伤，也极大地增加了心脑血管疾病的发生率。因此应该倡导戒烟，尤其是公众场所的禁烟。

9 雾霾天气到底对人体有多大影响？

雾霾的主要元凶为 PM2.5，其平均直径在 $1~2\mu m$ 左右。它本身就是一种有害物质，同时又是许多有毒物质的载体。它对人体的影响分为两类：一类是急性的，PM2.5 突然增加，一些敏感、体质较差的人群会出现短期的应激临床表现；一类是对人体健康的长期影响，一些污染颗粒穿过肺部细胞进入血液，并大量囤积在心血管系统，阻碍血液流动，造成血压升高、心脏泵血功能减弱等。另外，来自日本、美国和欧洲等 9 个国家的明确证据表明，肺癌发病率的增加与雾霾关系密切，PM2.5 浓度每增加 $10\mu g/m^3$，肺癌风险性增加 25%~30%。由此可见，雾霾对人体的影响不容忽视，加强雾霾天气的个人防护值得我们认真对待。由于致癌作用往往需要长时间的接触才能显现出来，而呼吸道感染与雾霾的关系更容易观察到，

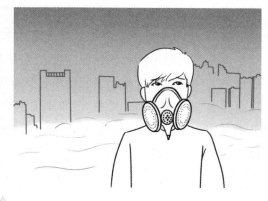

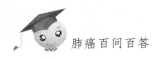

雾霾高发季节往往会导致较高的上呼吸道感染发生率。

10 放射线照射与肺癌的发生有关系吗？

电离辐射是肺癌发生的危险因素，职业性接触放射线者发生肺癌的危险性增加。日常生活中，一些房子的装修材料也带有放射性材料，住户应加强防护。通常我们体检或由于其他疾病而照 X 线片或 CT 也有一定的辐射性，但由于不会常常接受检查，一般对人体影响不大。

11 哪些不良习惯和肺癌相关？

和肺癌相关的不良习惯包括

- 吸烟：据调查，吸烟导致发生肺癌的患者占肺癌患者总数的 87%。
- 不良饮食：一些研究表明，较少食用含 β 胡萝卜素的蔬菜和水果，肺癌发生的危险性升高，油炸食品含有致癌物质，长期食用腌制食品也容易导致癌症。
- 体质因素：长期处于紧张状态，情绪得不到缓解，压力过大，会引起自身免疫力下降，诱发肺癌。
- 职业因素：长期接触石棉、铬、镍、氡、砷等物质的职业人群，其肺癌发病率会明显高于其他人。

12 肺癌有哪几种？

依据显微镜下观察肺癌细胞特点不同，世界卫生组织(WHO)提出的最新修改方案，将肺癌分为腺癌、鳞状细胞癌、神经内分泌肿瘤、大细胞癌、腺鳞癌、肉瘤样癌、唾液腺肿瘤及其他恶性肿瘤八大类。按组织病理学，肺癌又可分为非小细胞肺癌与小细胞肺癌两大类，其中非小细胞肺癌就是指除了小细胞肺癌以外的肺癌类型。非小细胞肺癌包括腺癌、鳞状细胞癌、大细胞癌、腺鳞癌、肉瘤样癌、唾液腺肿瘤、类癌等，非小细胞约占肺癌总数的 85%。之所以如此分类是因为这两类肿瘤生物学行为不同，治疗方案不同，预后也不同，这一点在下面会详细阐述。

13 肺癌的癌前病变是什么？

世界卫生组织已明确定义了三种不同的癌前病变：鳞状发育异常（原位癌）、非典型腺瘤性增生和弥漫性特发性肺神经内分泌细胞增生。其中鳞状发育异常和原位癌可能是鳞癌的前体病变，非典型腺瘤性增生可能是腺癌的前期病变（特别是周围型的），弥漫性特发性肺神经内分泌细胞增生则可能生成类癌。其他癌的危险因素有：基底细胞增生和鳞状上皮化生（发展为鳞状发育异常和原位癌）、腺瘤性增生（发展为非典型腺瘤性增生）、血管鳞状发育不良（包括支气管腔内的微投影，被覆为鳞状发育异常）和肺纤维化。

14 哪种肺癌预后最差？

肺癌总体预后都不是太好，一般来说，早期肺癌经过手术或者立体定向放疗后，5年生存率可以达到比较满意的水平，但随着分期推移，生存越来越差。换句话说，越是晚期预后越差，治疗也更困难。小细胞肺癌恶性度高，生长快，而且较早出现淋巴和血行广泛转移，虽然对初次行放射和化学疗法较敏感，但复发后再行治疗往往呈现较强的耐受性，在各型肺癌中预后最差。同时某些特殊类型，如腺鳞癌，基底细胞鳞癌，预后也不好。

15 肺癌会传染吗？

目前为止，没有研究证实肺癌具有传染性。虽然肺癌患者的痰中常常可以发现脱落的癌细胞，但是脱落的癌细胞在体外生命力很弱，很容易死亡，不会通过唾液、接触等传染，所以对于肺癌是否会传染，答案是否定的。肺癌患者的家属不必惊慌，大可以安心守护在患者身边，精心护理，帮助患者减轻病痛的折磨。肺癌细胞在患者体内的"转移"不能与"传染"混为一谈，在体内会由一个脏器经血液或是淋巴途径转移到另外一个部位，传染是指由一个个体传播至另一个个体。

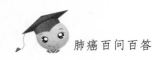

16 **肺癌会遗传吗？**

国内外相关研究证实,肺癌具有一定家族聚集性。有研究表明,直系亲属有肺癌患者人群的肺癌发病率为直系亲属没有肺癌患者人群的两倍左右,癌症患者的后代患癌率确实要高于一般人群。

但是,肺癌有家族聚集性并不等同于肺癌是一种遗传性疾病,也没有可靠的证据证明肺癌可以通过遗传基因遗传给下一代。而所谓肿瘤的遗传,仅仅说明有遗传倾向,是一种潜在的可能性,而不是必然的,只有在此基础上,加上环境中致癌因素的作用,如吸烟,才会导致癌的发生。因此,只要采用合理的生活方式和适宜的饮食习惯, 就能有效地降低癌症的发生率。同时,相同的家庭环境、生活环境、生活方式导致了相同的致癌因素,导致了相同的疾病,这也能够解释一部分家族聚集性。

> **温馨提示**
>
> 当家中有人患有肺癌时,切不可胡思乱想,过分焦虑。应保持心情舒畅,规律地生活, 学习和了解癌症相关知识, 帮助家人树立抗癌信心。

17 **肺癌是不治之症吗？**

肺癌死亡率位居恶性肿瘤死亡率之首,但肺癌不是不治之症,随着医学的进步,随着诊疗技术的进步,越来越多的肺癌被治愈。只要早期发现,早期诊断,通过外科手术绝大多数早期肺癌可以达到临床治愈。即使局部中晚期非小细胞肺癌,通过微创外科手术、新一代化疗药物、分子靶向药物和放射治疗等手段,也同样可以长时间带癌生存,更重要的是大大改善了患者的生存质量。由此可见,肺癌固然可怕,但并不是不治之症。

18 **得了肺癌身体有什么症状？**

咳嗽、血痰、胸痛、发热、气促是肺癌常见五大症状,其中最常见的是血痰。5%~10%的患者早期无症状,凡两周以上经治不愈的呼吸道症状尤其是血痰、干咳等，要高度警惕肺癌存在可能性。除此以外，如果肺癌发生了转移，也会引起相应的症状。如果是肺癌转移到骨骼，往往会引起骨骼的疼痛或是骨折。如果转移到脑部，也会引起头痛或是肢体活动障碍。

19 肺癌患者都会咯血吗？

有一部分肺癌患者会咯血，咯血的程度轻重不一，多数患者痰中带血丝。患者最常见的描述就是连续几天咯出血色的痰。若肿瘤表面糜烂严重侵蚀大血管，则可引起大咯血，严重者导致窒息，危及生命。

需要指出的是并非出现咯血就是肺癌，肺结核、支气管扩张、肺脓肿等也可引起咯血。如果患者症状持续存在或反复发生，特别是年长、有吸烟史的患者，肺癌可能性会很大，可考虑行胸部 X 线检查、痰细胞学检查、支气管镜或CT 检查以明确病情。

20 哪些人群应该高度关注肺癌？

男性，年龄≥45 岁，每日吸烟>20 支，烟龄 20 年以上者称为肺癌的高危人群。

如伴有血痰、刺激性干咳、胸痛或肺外症状及体征者或有相同部位反复发作肺炎者，应高度警惕，至少要作为肺癌早发现对象进行随访，每年两次。与此同时，近些年女性不吸烟肺癌患者发病率较前有明显增加，同时年轻肺癌患者也增加较多。具体原因不是很清楚，因此各项因素都是一个参考，不是绝对的。因此，有相关症状的患者应该及时就诊，避免延误病情。

21 肺癌被治好的可能性大吗？

肺癌能否被治愈不能一概而论。肺癌的预后与临床分期直接相关。早期肺癌首选外科手术治疗，术后治愈可能性很高。所以早发现、早诊断、早治疗对提高肺癌生存期很重要；对于不能够承担手术、不适合手术或晚期肺癌患者，通过化疗、放疗以及靶向治疗等合

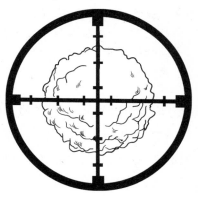

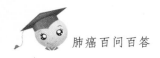

理治疗手段,可以延长生存时间,改善生存质量。如果仅以治愈为目的,应该说只有一部分早期患者是有治愈机会的, 其他患者治疗的主要目的是延长生命,改善生存质量,这对患者而言也是很有意义的。

22 结核、慢性肺炎会发展成肺癌吗?

美国癌症协会将结核列为肺癌的发病因素之一, 有结核病者患肺癌的危险性是正常人的 10 倍;慢性肺炎所导致的肺纤维化以及肺气肿可导致肺癌的患病风险增加。尽管肺癌风险和肺结核、慢性肺炎相关,但并不等同于结核、慢性肺炎会发展成肺癌。经过及时、有效地发现并治疗后,结核、慢性肺炎一般都会治愈,导致肺癌的风险会大大降低,同时,结核等肺部炎症演变为肺癌需要一个很长的时间,是一个很长的过程,在这个过程中只要及时治疗,阻断疾病不断演进的过程,肺癌风险也会相应降低。因此,有过相关病史的患者不必过分担忧。

23 肺癌的高危人群有哪些?

肺癌的高危人群

● 40 岁以上的长期吸烟者, 肺癌的患病风险与吸烟年数及每日吸烟量呈正相关。
● 经常接触煤烟或油烟者,煤、煤焦油或其他油类的燃烧产物具有致癌性,煤气、沥青、炼焦工人的肺癌发病率较一般人群高。
● 体内外接受过量放射线照射者。
● 职业上接触石棉、铬、镍、氡、砷等物质的人群,如接触量大、接触时间长又缺乏防护,这些人群中发生肺癌的危险比普通人群高数倍到数十倍。
● 慢性肺部疾病患者,如慢性支气管炎、肺结核、慢性阻塞性肺疾病等患者,患肺癌的风险较一般人高。

应该指出的是,现在肺癌发病率逐渐升高,很多肺癌患者并没有明显的高危因素,所以以上这些高危因素是一个相对范畴,这些人群肺癌发病率会高,但不是说其他人群就不会有肺癌发生,这一点尤其需要注意。

24 肺癌的普查项目有哪些?

早发现、早诊断、早治疗为提高肺癌治愈率最有效的手段,因此肺癌的普查极为重要。有以下项目可供选择:胸部 X 线、低剂量螺旋 CT、痰细胞学检查、肿瘤标志物检查等。如普查项目有异常,可通过支气管镜、针吸细胞学检查、纵隔镜检查等以明确诊断。就目前资料而言,胸部 X 线检查不能够降低肺癌死亡率,因此国内外现在逐渐提倡对于肺癌高危患者应行低剂量螺旋 CT 检查,能够发现早期肺癌,提高肺癌生存率,这是将来的一个趋势。但是对于没有高危因素的人群,CT 筛查的意义有限,反而增加了不必要的辐射和经济负担。

25 如何预防肺癌?

肺癌的预防可分为以下三级。

一级预防,即病因预防,包括:

(1)戒烟。国外研究已经证明,戒烟能明显降低肺癌的发病率,且戒烟越早肺癌的发病率降低越明显。因此,戒烟是预防肺癌最有效的途径。

(2)保护环境。已有研究证明,大气污染、沉降指数、烟雾指数、苯并芘等暴露剂量与肺癌的发生率呈正相关,因此保护环境、减少大气污染是降低肺癌发病率的重要措施。

(3)许多职业致癌物会增加肺癌发病率已经得到公认,减少职业致癌物的暴露能降低肺癌的发病率。

(4)科学饮食。流行病学研究表明,较多的食用含 β 胡萝卜素的绿色、黄色和橘黄色的蔬菜和水果,可减少肺癌发生的危险,这一保护作用对正在吸烟或既往吸烟者特别明显。

二级预防:即早发现、早诊断、早治疗。相关研究已经证实普查对提高肺癌生存率的重要性。在筛查手段中,最有前途的方法是胸部低剂量螺旋 CT 检查。研究表明,筛查检出的肺癌 5 年生存率高达 84%,而日常中诊断的肺癌 5 年生存率仅为 14%。

三级预防:通过临床治疗、康复和姑息治疗,以减轻患者痛苦、提高生存质

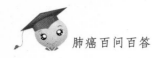

量、延长生命的措施。

通过这些措施,降低肺癌风险,降低肺癌所导致的死亡率。在美国,通过控烟等措施的实施,现在肺癌的发病率较前已经有所下降。所有肺癌都是可防可控的,通过多方面的努力,希望我国的肺癌发病率急剧增长的情况能够得到有效控制。

26 良好的饮食习惯可以预防肺癌吗?

肺癌的发生与饮食因素有关,但不是主要因素。因为肺癌是呼吸道疾病,对呼吸道的影响因素对肺癌发生有较大影响, 如前述的吸烟及空气污染等因素。但是也有一些研究表明,较少食用含 β 胡萝卜素的蔬菜和水果,肺癌发生的危险性升高;流行病学研究也表明,较多食用含 β 胡萝卜素的绿色、黄色和橘黄色的蔬菜和水果,可减少肺癌发生的危险,这一保护作用对正在吸烟或既往吸烟者特别明显。油炸食品和腌制食品含有致癌物质,长期食用也容易导致癌症,应避免及减少此类食物的摄入。

诊断疑问

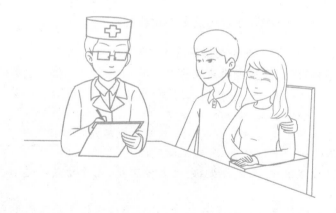

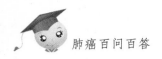

27 肺癌的 TNM 是什么意思?

TNM 是肿瘤学中对肿瘤的一种分期方式,在肺癌中用于非小细胞肺癌。T 指肿瘤原发灶的情况,随着肿瘤体积的增加和邻近组织受累范围的扩大,依次用 T1-T4 来表示;N 指区域淋巴结受累情况,淋巴结未受累时,用 N0 表示,随着淋巴结受累程度和范围的增加,依次用 N1-N3 表示;M 指远处转移,没有远处转移用 M0 表示,有远处转移用 M1 表示。在此基础上,用 TNM 三个指标的组合划出特定的分期。不同分期所采用的治疗方案不同,医生在治疗前会对患者进行有效的分期。肺癌总共分为 4 期,多用罗马数字 Ⅰ、Ⅱ、Ⅲ、Ⅳ 表示,Ⅰ 期最早,Ⅳ 期最晚,是通常所说的晚期。Ⅰ 期和 Ⅱ 期的患者适合手术治疗,Ⅲ 期的患者一部分有手术机会,但需要与放化疗相结合。Ⅳ 期患者应以全身治疗为主。

28 身体出了哪些征兆就应该重点排查肺癌?

肺癌的远期生存率与早期诊断密切相关。

当出现以下情况时,应重点排查肺癌

- 无明显诱因的刺激性咳嗽持续 2~3 周,治疗无效。
- 原有慢性呼吸道疾病,咳嗽性质改变。
- 短期内持续或反复痰中带血或咯血且无其他原因可解释。
- 反复发作的同一部位肺炎,特别是肺段肺炎。
- 原因不明的肺脓肿,无中毒症状,无大量脓痰,无异物吸入史,抗炎治疗效果不显著。
- 原因不明的四肢关节疼痛及杵状指(趾);影像学提示局限性肺气肿或段、叶性肺不张,孤立性圆形病灶和单侧肺门阴影增大。
- 原有结核病灶已稳定而形态或性质发生改变。
- 胸腔积液,尤其呈血性、进行性增加者。

有上述表现之一,即值得怀疑,需进行必要的辅助检查,包括影像学检查,尤其是低剂量 CT 是目前筛查肺癌很有价值的方法。

29 为什么说定期进行肺癌体检至关重要?

有关研究已经证实了普查对提高肺癌生存率的重要性。可用于筛查肺癌的项目有胸部 X 线检查、低剂量螺旋 CT、痰细胞学检查、肿瘤标志物检查等。其中,最有前景的方法是胸部 CT 检查。有研究表明,筛查检出的肺癌经过治疗后 5 年生存率高达 84%,而日常中诊断的肺癌 5 年生存率仅为 14%。这些方法可以综合运用,如对可疑肺部肿瘤患者进行肿瘤标志物的检测,虽然不能够确诊肺癌,但是如果标志物高的话则高度怀疑肺癌,应尽量明确诊断,避免漏诊。

30 肺癌发生后身体上能摸到包块吗?

肺癌的确可以理解为肿块,但是由于肺脏位于骨性胸廓之中,肺脏从外部是无法触及的,这也是肺癌诊断比较困难的一个原因。通过身体检查不容易发现肺癌,需要辅助检查来明确肺部情况。当肺癌患者并发以下情况时,身体可能摸到包块:浅表淋巴结转移,最常见于锁骨上淋巴结,固定且坚硬,逐渐增多、增大,可以融合,多无痛感;胸部肿块,多是由于肺部肿瘤直接侵袭胸壁导致;腹腔转移,部分患者可于腹腔触及包块;皮下转移等。

当出现浅表淋巴结炎性增生、皮下囊肿、脂肪瘤等时,也可触及包块,但这些情况与肺癌并无相关性。

31 没咳嗽等症状是否就不是肺癌?

答案是否定的。肺癌的临床表现与肿瘤大小、类型、发展阶段、所在部位、有无并发症或转移密切相关,5%~10% 的肺癌患者早期可无任何症状。当然,多数肺癌患者会有咳嗽症状,尤其是疾病比较晚的时候。肺癌患者咳嗽也与很多因素有关,包括中心型肺癌、阻塞性肺炎、多发肺转移、淋巴结转移、胸腔积液等,而当患者无上述情况时,可不伴有咳嗽的症状。因此,不能因为没有咳嗽等症状而忽视了肺癌的筛查,错过了早期治疗的机会。要知道,当有症状再检查发现的肺癌中,有 80% 左右的患者已经处于进展期了。

32 咯血就一定得了肺癌吗?

肺癌患者可有不同程度的咯血,咯血也是肺癌的一个常见症状,但咯血不一定都是肺癌引起的。某些呼吸系统疾病,如肺结核、支气管扩张、肺炎、肺脓

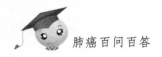

肿等,都可引起咯血;其次是心血管疾病,如风湿性心瓣膜病,二尖瓣狭窄等;另外,流行性出血热、钩端螺旋体病、肺吸虫病、白血病、血小板减少性紫癜等也可引起咯血;鼻咽癌肿瘤出血也可能导致咯血症状。可以检查胸片、CT、痰培养、痰结核菌检查(如果以前有结核病史更应该重点排查)、喉镜、气管镜等加以明确。

> **温馨提示**
> 所有肿瘤类疾病的诊断都应该有病理检查,就是所说的活检,这是诊断肺癌及其他肿瘤最可靠的指标。

33 肺癌诊断检查包括哪几种方式?

肺癌的诊断包括两方面:一方面是定性诊断,也就是说确定是肺癌,这个方面最可靠的是病理诊断,另一方面是检查有无其他脏器受累,明确病变范围、分期。

(1)病理检查,即取部分肿瘤组织,制作成切片,在显微镜下观察细胞形态来确定是否为肿瘤组织的诊断方法。而病理的获取根据患者的具体情况而定,有痰脱落细胞学检查、支气管镜检查、针吸细胞学检查、胸腔积液细胞学检查,以及胸膜、淋巴结、肝、骨髓活检等方法。

(2)影像学诊断,如 MRI、CT、B 超、ECT,PET-CT 等相关检查,以明确其他部位是否存在转移,以便制订具体的治疗方案。其中,头颅主要适合 MRI 检查,肺部最佳的检查方法是 CT,因为肺部含气对于 X 线有着很好的对比度。行 PET-CT 的目的也是查有无其他脏器转移,这项检查可以查出全身绝大多数部位有无肿瘤。

34 留痰化验前应注意什么?

(1)采集时间一般以清晨较好,且第一口痰的价值较大,因为经过一夜的蓄积,一般清晨痰量较多,痰内细菌、脱落细胞也较多,因而能提高检查的阳性率。

(2)留痰前应用清水漱口,或刷牙后再用清水漱口,以减少口腔存留细菌或杂物污染的机会,否则有时未培养出真正的致病菌,反而培养出杂菌,对诊疗产生误导。

（3）留痰时深吸气，在呼气时用力咳嗽，尽量咳出气管深处的痰；吐痰时，尽量防止唾液及鼻咽部分泌物混入，并及时送检。

需要指出的是，并非所有肺癌患者痰中都会有肿瘤细胞，不能仅靠痰来确认或是排除肺癌的诊断。

35 什么是肺结节？

肺结节是指单发的、边界清楚、直径不大于3cm、周围被含气肺组织包绕的结节。肺结节的概念比较宽泛，部分肺结节属于良性病变，如错构瘤、炎性假瘤等，但是早期肺癌也可以表现为肺结节。较小的结节可以密切观察，如果较大或是影像学上有恶性表现时应高度重视，及时处理，避免延误恶性肿瘤的诊断。

36 体检发现有肺结节是否就是肺癌？

肺结节可分为恶性病变与良性病变两大类。

目前一般认为，肺结节约有半数为恶性肿瘤，尤其是对于有肺癌高危因素的人群，恶性的比例会更高，因此，发现后应力求定性诊断。当诊断发生困难时，可通过定期随访观察病灶的演变，如复诊中有变化，应积极查找病因，针对病因治疗为宜；如不能排除恶性，必要时可采取穿刺活检或是手术切除的方法以明确诊断。

37 什么是肺部良性肿瘤？

肺部肿瘤恶性多见，约有90%肺部肿瘤为恶性。肺部良性肿瘤，如支气管和肺的真性肿瘤、腺瘤、平滑肌瘤、脂肪瘤、纤维瘤等，是极少见的一组疾病，绝大多数无临床症状，常在X线检查时发现。

38 炎性假瘤是癌吗？

炎性假瘤不是癌，肺炎性假瘤是一种肺实质非特异性炎性增生性肿瘤样病变，是由肺内慢性炎症产生的肉芽肿、机化、纤维结缔组织增生及相关的继发病变形成的肿块。肺炎性假瘤居肺部良性肿瘤的第一位或第二位。但是炎性

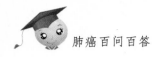

假瘤很多时候的影像学表现与肺癌相似,而且仅从症状上不容易区分两者,所以很多时候要在做切除时才能够确定诊断。

39 得了良性肿瘤后会转成肺癌吗?

一般而言,如果肿瘤是良性的话较少出现恶变。但某些良性肿瘤有恶变的可能,所以如果发现肺部良性肿瘤,建议定期复查,根据肿瘤的部位、是否生长、是否引发相关症状,以及是否对邻近器官造成压迫等情况,考虑手术、胸腔镜切除或是继续观察。有时候会因为不能排除恶性可能,为明确诊断行手术治疗。手术不但能够切除病变,同时也明确了诊断,避免耽误病情。

40 肺的恶性肿瘤就一定是肺癌吗?

一般说的肺癌即指肺部恶性肿瘤,肺癌是最常见的肺部恶性肿瘤。但肺的恶性肿瘤还包括恶性淋巴瘤、肺癌肉瘤、恶性纤维组织肿瘤等少见肿瘤。这样的区分主要是因为这些肿瘤与肺癌来源的组织不同, 它们的疾病特点也与肺癌不同。

41 验血是否就能诊断肺癌?

仅凭验血或是影像学表现是不能诊断肺癌的,必须依靠病理检查。如前所述,病理的获取方法有痰脱落细胞学检查、支气管镜检查、针吸细胞学检查、胸腔积液细胞学检查,以及胸膜、淋巴结、肝、骨髓活检等。验血检测往往是指查肿瘤标志物,即肿瘤在生长过程中会分泌或释放到血液中一些物质,目前常用的血液肺部肿瘤标志物的检测是可以作为参考来鉴别肺良性肿瘤和恶性肿瘤的。例如 CEA (癌胚抗原)、SCC(鳞状细胞癌相关抗原)、NSE(神经元特异性烯醇化酶)都可以在一定程度上提示存在肺癌。但目前应用的血液中肿瘤标志物的检测一般在进展期肿瘤中升高相对明显,在

温馨提示

虽然有广告宣称"一滴血"检测癌症,但实事求是地讲,目前诊断肺癌的金标准为病理检查。

早期肺癌中无明显升高。因此，目前的血液检测技术手段不适宜作为肺癌筛查的手段来发现早期肺癌。目前已有研究使用更先进的技术（例如高通量测序）来检测血液中的微量游离肿瘤 DNA，今后可能应用到临床作为早期肿瘤的筛查手段。

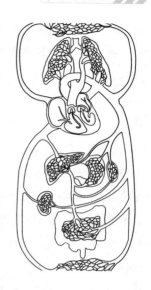

42 体检血清标志物高，是否就是肺癌？

肿瘤标志物升高不能够诊断肺癌，肿瘤标志物高不代表就患了癌症。目前所知的肿瘤标志物大多数不仅存在于恶性肿瘤中，某些良性肿瘤、胚胎组织、炎性组织甚至是正常组织中也存在。但是肿瘤标志物升高对肿瘤还是有很强的提示作用，因为多数中晚期肺癌的患者会有标志物的升高，部分患者升高程度与病情相关，随病情好转而降低。如果影像学上符合肺癌的诊断而肿瘤标志物又明显升高的话，即便没有病理诊断也要高度怀疑肺癌了。

43 肺癌常用的肿瘤标志物有哪些？如何解读其临床意义？

肿瘤标志物在肿瘤的早期诊断及疗效观察方面极为重要，与常规的影像学联合检查，可起到事半功倍的作用。下面就为大家简单介绍一下肺部肿瘤标志物。

鳞状细胞癌相关抗原（SCC）：是肺鳞癌较特异的标志物，肺鳞癌患者血清阳性率为 40%~55%，在其他类型的鳞癌中如宫颈癌、皮肤癌等也有较好的表达，而在其他类型的肺癌中阳性率极低，是特异性较好的鳞癌肿瘤标志物。其含量的增高主要取决于肿瘤细胞的内在特性，其次为肿瘤组织的大小。此外，肝肾功能不良时 SCC 也会升高。

细胞角蛋白 19 片段（CYFRA21-1）：为细胞结构蛋白，主要分布于单、复层上皮细胞内，对不同组织类型的癌细胞表达强度不同，鳞状细胞癌最强，腺癌其次，是非小细胞肺癌最灵敏的肿瘤标志物，对非小细胞肺癌的早期发现、疗

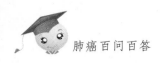

效监测和预后观察均有重要价值。

神经特异性烯醇化酶(NSE):是最经典的诊断小细胞肺癌的肿瘤标志物。血清 NSE 是神经元和神经内分泌细胞所特有的一种酸性蛋白酶,除作为小细胞肺癌的常规标志物外,在神经母细胞瘤、甲状腺髓质癌等疾病中均有不同程度的升高,由于其也存在于红细胞胞浆中,所以容易受溶血等因素的影响。

胃泌素释放肽前体(ProGRP):是一种在血清中可稳定存在的、极其高效的小细胞肺癌肿瘤标志物,在多种神经内分泌源性肿瘤中含量升高,其中包括小细胞肺癌、类癌、具有神经内分泌特征的未分化大细胞癌。肾功能不良时 ProGRP 也会升高,但其不受标本溶血影响,可与 NSE 优势互补,对于小细胞肺癌的诊断具有高度敏感性及特异性。良性疾病及其他恶性肿瘤患者 ProGRP 的释放量极少。ProGRP 是监测治疗效果较好的指标,治疗过程及治疗后定期检测其浓度,有助于判断疗效及预测复发。

糖类抗原 19-9(CA19-9)、糖类抗原 125(CA125):二者是肺腺癌较为敏感的标志物。二者在血液循环中变化速度较快,敏感性高,更易于治疗过程中进行疗效的观察,由于二者具有一定的交叉性,联合检测 CA19-9 与 CA125 可起到互补作用,提高阳性检出率。

组织多肽抗原(TPS-A):TPS-A 是一种广谱肿瘤标志物,没有组织特异性及器官特异性,在多种肿瘤增殖过程中均增高,具有较高的敏感性。

癌胚抗原(CEA):CEA 是最经典的广谱肿瘤标志物,在各类型肺癌中都可增高,其中肺腺癌增高最明显。

肿瘤标志物在早期诊断、病理分型、疗效观察及预后评价中有不可估量的价值,但在实际临床工作中,没有任何一种标志物会与任何一种疾病"一一对应"。所以单一检测某种标志物容易造成漏诊及误诊,而采用联合检测多种肿瘤标志物,则能改变其局限性,增加检测准确率,可谓"团队作战力量大"。

44 毛玻璃样病变是什么,到底是不是肺癌?

毛玻璃样病变是近年来比较重视的一种病变,这是由于 CT 检查的普及,越来越多的毛玻璃样病变被发现。肺毛玻璃样影在胸部 CT 表现为密度、轻度

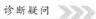

增高的云雾状淡薄影(圆形结节),样子像毛玻璃一样,所以叫毛玻璃样影。1/3左右的肺毛玻璃样影是早期肺癌,其他良性病变肺泡蛋白沉积症、小支气管炎症导致的肺内局部积气、隐球菌感染、肺淋巴管平滑肌肌瘤病、肺外伤等也可出现毛玻璃样影。对于有肺癌高危因素的人群,毛玻璃样病变应该受到重视。

45 肺癌的影像学检查方法有哪些,各有什么利弊?

(1)正侧位 X 线胸片:方便、价廉、放射剂量低、整体感强,主要用于筛查,可显示肺肿瘤大体的大小及位置。缺点是微细病灶易漏诊,尤其是心影后方病灶,对病变的定位及定性均较难。

(2)胸部 CT:易于发现胸部病变及了解病变特征,可显示心影后及后肋膈角等处的隐匿病灶,减少漏诊,提高检出率;显示纵隔淋巴结优于 X 线片;CT能发现胸膜、肝等邻近器官的转移灶,对 TNM 分期及疗效评价有重要价值;应用增强扫描、动态扫描可显示变病的血供情况。缺点是辐射剂量较 X 线胸片大,费用高。

(3)磁共振成像:主要用于明确肺部病变对纵隔、心脏大血管的侵袭情况,在明确肿瘤与大血管的关系上有优势,并可检查有无颅脑的转移;无辐射。缺点是难以显示肺的微细结构,显示病灶的钙化不敏感,心跳和呼吸运动易引起伪影,影响图像的观察与分析。

(4)超声检查:操作简便,效果快捷,无辐射,应用局限,主要用于胸壁良恶性肿瘤、胸膜病变及浅表的肺肿物。缺点是,对气体及骨性结构界面有散射和反射,对肺成像效果差;超声伪像易致误诊。

(5)PET-CT:一次检查可获得全身图像,不但可以判断原发病变的良恶性,纵隔、肺门淋巴结有无转移,还可全方位观察分析远处各器官的转移灶;对于有放疗指征者,PET 可用于设计放疗计划。缺点是,对直径小于 5mm 的病灶不敏感,易造成假阴性;对脑皮质、尿道和胃肠道的转移性肿瘤诊断存在困难;检查费用昂贵。

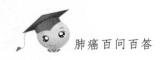

46 胸片作为肺癌的筛查手段有意义吗?

胸片因其方便、价廉、放射剂量低、整体感强的优势,目前为肺癌筛查的常用手段之一。胸片可显示肺肿瘤大体的大小及位置,但对微细病灶易漏诊,对病变的定位及定性均较难。但是近些年的研究结果显示,胸片筛查不能够降低肺癌的死亡率,因为经胸片发现的肺癌,其中有相当一部分已经不属于早期病变了。目前,最有价值的筛查肺癌手段为低剂量 CT。

47 做了 CT 检查是否就能确诊肺癌?

不能,胸部 CT 检查可帮助发现病灶及了解病灶特征,对已确诊或可疑病灶分期,CT 诊断肺癌的准确性大约 70%~80%,尤其是通过强化对比的 CT,其实准确性已经是很高了,但不能用于肺癌的确诊,肺癌诊断的金标准为病理。

48 诊断肺癌做 CT 好还是磁共振好?

目前临床常用胸 CT 辅助诊断肺癌。

胸部 CT:易于发现胸部病变及了解病变特征,可显示心影后及后肋膈角等处的隐匿病灶,减少漏诊,提高检出率;显示纵隔淋巴结优于 X 线片,尤其是位于气管旁、腔静脉后、主动脉弓旁、隆突下等区域的淋巴结;CT 能发现胸膜、肝等邻近器官的转移灶,对 TNM 分期及疗效评价有重要价值;应用增强扫描、动态扫描可显示病变的血供情况。缺点是辐射剂量较 X 线胸片大,费用高。

磁共振成像:主要用于明确肺部病变对纵隔、心脏大血管的侵袭情况,在明确肿瘤与大血管的关系上有优越性;无辐射。缺点是,难以显示肺的微细结构,显示病灶的钙化不敏感,心跳和呼吸运动易引起伪影,影响图像的观察与分析。

CT 与磁共振检查各有利弊,但目前临床上对肺癌来说,CT 的应用更为广泛。

49 已经行平扫 CT 检查,是否还需要进行强化 CT 检查,二者有何区别?

相比平扫 CT,强化 CT 在以下几个方面更具优势

- 发现病灶:增加病灶与周围正常组织的密度差,可以更好地发现病灶,尤其是小病灶。
- 定性:通过不同的强化方式或程度来进行鉴别诊断。
- 分期:更好地显示肿瘤范围及与周围结构的关系。
- 鉴别血管源性病变。

而有些病灶,例如毛玻璃密度结节,强化意义不大,主要依靠高分辨率薄层 CT 的肺窗观察其形态特点及动态观察来定性。

但总得来说,强化 CT 可以提供更多信息,对于诊断意义重大。

50 听说有一种很贵的检查,叫 PET-CT,是否就能诊断肺癌?

PET-CT 将 PET 与 CT 完美融于一体,由 PET 提供病灶详尽的功能与代谢等分子信息,而 CT 提供病灶的精确解剖定位,一次显像可获得全身各方位的断层图像,具有灵敏、准确、特异及定位精确等特点,不但可以判断原发病变的良恶性、纵隔、肺门淋巴结有无转移,还可全方位观察分析远处各器官的转移灶。PET-CT 的主要意义在于检查有无其他脏器受累,对肺癌诊断准确性达到 80%以上,提供更为准确临床分期、从而指导医生选择最佳治疗方案。除此以外,PET-CT 还可以用于鉴别是否复杂、疗效评估、判断预后放疗精准定位以及寻找原发病灶等方面。当然肺癌最终诊断标准依然是病理诊断。

51 做了一大堆检查,花了很多钱,怎么还不能明确诊断啊?

疾病是一个复杂的过程,人类对疾病的认知有限,尤其是像肺癌这样复杂的疾病。不同人病情不同,不同肿瘤表现也不同,因此很多时候诊断起来的确会比较困难。这是因为医生不仅要明确原发灶的诊断,还要明确身体其他部位比如脑、骨、腹腔脏器等有无转移及转移的具体情况,这将直接决定下一步的治疗为手术、放疗和(或)化疗,所以,相关检查是必不可少的,病情明确后才能

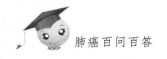

达到最好的治疗效果。

52 如何才能早期诊断肺癌？

做到早期诊断肺癌就要了解肺癌的临床表现及高危因素，早期就诊，早期筛查。

5%~10%的患者早期无症状，部分患者可出现咳嗽、血痰或咯血、气短或喘鸣等症状，尤其是无明显诱因出现的咳嗽、痰中带血，应引起重视，早期就诊。

肺癌高危人群包括：40 岁以上的长期吸烟者，经常接触煤烟或油烟者，体内外接受过量放射线照射者，职业上接触石棉、铬、镍、氡、砷等物质者，慢性肺部疾病患者。以上人群应定期筛查。可用于筛查肺癌的项目有胸部 X 线、低剂量螺旋 CT、痰细胞学检查、肿瘤标志物检查等。

53 什么是早期肺癌？

肺癌可分为非小细胞肺癌与小细胞肺癌两大类，这是根据肺癌的病理特点的分类。根据肿瘤大小、有没有淋巴结转移、有没有肺外转移，分为 I -IV 期。通常说的早期肺癌是指 I 期肺癌，肿瘤较小、无区域淋巴结转移、无肺外转移。早期肺癌多通过手术等局部治疗的方法治疗。

54 早期肺癌能治愈吗？

对于肿瘤来说，术后生存超过 5 年，可以叫临床治愈。根据目前的分期原则，肺癌可分为 I -IV 期，其中 I -III 期，每一个又细分为 A、B 两期，通常说的早期肺癌是指 I 期肺癌。目前资料显示，经病理证实的 I A 期患者，临床治愈率可达 70%以上，I B 期以后逐渐降低，II 期患者临床治愈在 40%左右。肺癌预后与分期直接相关，也提示早期发现、早期诊断的重要性。部分早期肺癌患者有治愈机会。

55 做了气管镜是否就一定能确诊肺癌？

不一定。气管镜是诊断肺癌的利器，但是并不是所有肺癌都能够通过气管镜来明确诊断,这也是疾病复杂的原因之一。首先,气管镜的管径是固定的,但气道逐级变窄,位于气道远端的病变,气管镜未必能达到,有时难以取得病理;即使支气管刷检及活检后,也不一定都能得到细胞或病理学结果,因为肿瘤组织会水肿、坏死,若取到这部分组织,可能难以发现肿瘤细胞,不能确诊。所以,当已行支气管镜检查还未能确诊时,患者与家属要充分理解,并根据具体情况,行胸腔穿刺、痰脱落细胞学检查、胸腔积液细胞学检查、淋巴结活检等方法进行确诊。

56 为什么要做气管镜检查?

随着现代医学工程学技术的进展,气管镜检查技术发展很快,早已从过去的纤维支气管镜发展为电子支气管镜、超细支气管镜、超声支气管镜,而且还有能够做各种治疗的支气管镜等先进设备和技术。在麻醉和检查技术上也有很大进步,一般人均可以耐受。气管镜检查早已成为临床诊断治疗疾病不可缺少的重要手段。

气管镜检查不仅可以诊断肺部疾病,还可以在气管内进行各种治疗。其中诊断的作用最为大众所熟知。随着技术的发展,气管镜的直径更加细小,能够检查到更下级的支气管,检查的范围也扩大了,甚至能达到肺部的边缘取活检。它不仅很直观,而且还可通过支气管镜做细胞刷检和肺泡灌洗等相关病理检查。比如,对于有肺部阴影、怀疑肺癌的患者,可以早期发现气管内的肿瘤,并通过支气管刷检、取活检、灌洗液,找到癌细胞,早期确诊;对于咯血的患者可以准确找到出血部位;对于肺不张患者,可以直接看到支气管阻塞的原因;对于严重感染的患者,也可以通过支气管刷检、细菌培养准确地找到病原菌;对一些长期不明原因的慢性咳嗽,可以做支气管内分泌物的细胞学分析,对诊断很有意义。总之,通过支气管刷检、活检病理学检查可以诊断许多疾病。还可以通过一些先进设备观察到早期

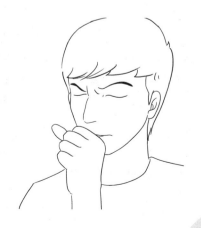

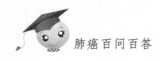

的气管内膜病变和病变范围,如支气管镜超声、荧光支气管镜,这些都是普通CT所鞭长莫及的。因此,气管镜的适应证越来越广泛,使得很多肺部疾病能尽快明确病因,继而得到早期治疗。

需要做支气管镜检查的常见疾病有:①支气管和肺部的良恶性肿瘤;②支气管内膜和肺结核;③原因不明的咯血或痰中带血者;④CT发现肺部局限性阴影性质待定时更应该积极做这项检查;⑤对弥漫性阴影的诊断以及对肺不张、阻塞性肺炎的原因的诊断都很有意义;⑥肺部感染性疾病的诊断;⑦原因不明的顽固性咳嗽或慢性咳嗽且近期性质频率发生改变者;⑧不明原因的声音嘶哑。总之我们发现,在临床工作中,很多疾病早期都是通过CT及支气管镜发现的。

气管镜的治疗作用,一般患者都不是很了解,实际上,其在治疗方面的作用一点都不比对诊断的作用小。简单些的,它能够吸出气管中的痰和异物等阻塞物,清除分泌物,能对肺局部进行反复吸引、冲洗、灌洗,能局部灌注药物,能引导气管插管、观察插管后的黏膜变化等。复杂些的,它可以局部电刀、氩气刀切除支气管内的肿瘤,也可直接用于止血、给各种病因引起狭窄的气管放置支架、进行局部放疗等。总之,支气管镜治疗技术应用越来越广泛,是其他手段不能代替的。

57 无痛气管镜和普通气管镜相比有什么不同?

目前气管镜检查的术前麻醉方法主要有三种:局部麻醉,局部麻醉联合静脉镇静、镇痛(即所谓无痛支气管镜技术),以及全身麻醉。局部麻醉联合静脉镇静镇痛包含两种情况:一是清醒镇静(conscious sedation),不需要麻醉医师的参与;二是MAC技术(monitored anesthesia care),即监测下的麻醉管理,需要麻醉医师的参与。无论清醒镇静还是MAC都不是全身麻醉,患者有自主呼吸,不需要气管插管或喉罩进行机械通气。MAC技术因麻醉较深,需要麻醉医师调整麻醉药物的剂量以控制呼吸,而清醒镇静不需要麻醉医师来调控。

1.普通气管镜(采用局部麻醉)

早期的气管镜检查采用硬质气管镜,其刺激性大,需要在全身麻醉下进行。20世纪70年代以后,软性纤维支气管镜的应用使得绝大多数患者可在局部麻醉下进行气管镜检查。该项技术迅速在临床普及应用,对呼吸道疾病的诊断和治疗发挥了巨大作用。目前,利多卡因因其安全性较好,普遍用于气管镜操作时的气道黏膜表面麻醉。成人利多卡因的总用量应≤8.2 mg/kg,如体重约60 kg的患者,2%利多卡因用量不超过25 mL。对于老年患者或肝、肾、心功能损害的患者应格外谨慎,在达到预计的麻醉效果时,应尽量减少经支气管镜注入利多卡因的量。

局部麻醉可以避免全身性麻醉药对呼吸及心血管的抑制作用,保留患者必要的咳嗽反射。目前常规气管镜检查和简单的治疗均可在局部麻醉下进行。但是局部麻醉下操作会对患者产生强烈的刺激,特别是敏感患者容易出现精神紧张、恐惧、剧烈咳嗽、屏气、恶心、躁动及窒息感等不适,并可引起心动过速、血压增高及心律失常等,甚至有些患者因不能耐受而使检查中断,部分患者甚至拒绝此项检查。而且对于儿童以及老年痴呆症等不能合作的患者,局部麻醉下难以实施检查。

当前一些新的支气管镜诊断技术,如 TBNA、EBUS–TBNA、导航等技术操作较以前的常规支气管镜操作技术更为复杂、技术难度大,对患者的配合及安静程度要求更高,局部麻醉往往难以达到要求,因此局部麻醉时施加一定程度的镇静就显得尤为重要了。

2.无痛气管镜(采用局部麻醉联合静脉镇静、镇痛)

局部麻醉联合静脉镇静、镇痛,即所谓的无痛支气管镜技术。欧美国家支气管镜检查时在局部麻醉的同时给予镇静、镇痛药物已成为常规,无论操作是否复杂,有时仅仅是进行很小的黏膜活检操作,也给予镇静、镇痛药物。国内在局部麻醉下支气管镜操作同时给予镇静、镇痛药物的并不多(近年有增多趋势),仅在患者不能耐受或做介入操作时给予镇静、镇痛药物,有的仅给镇静药物,有的仅给镇痛药物,有的二者均给。给的药物种类也各不相同,诸如咪唑安定、芬太尼、吗啡、哌替啶、可待因、曲马多以及盐酸二氢埃托啡等,因此达到的效果有很大差别,不良反应的发生也比较常见。

清醒镇静是使用一种或多种药物引起中枢抑制,使患者镇静、注意力降低、遗忘,但具有语言交流和合作能力。从而提高患者耐受性,降低应激反应,使诊疗操作得以顺利进行。需要指出的是,镇静与镇痛药物合用才能起到较好

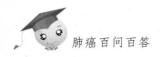

的作用，这里的镇痛药物主要起到增加患者对内镜插入及操作所引起的刺激反应的阈值，提高患者对内镜操作刺激的耐受力，而不是真正的镇痛。适宜的镇痛药物可增加镇静药物的疗效，从而减少镇静药物的剂量。少量的镇静与镇痛药物可使患者维持在基本清醒状态，对呼吸的影响很小。

温馨提示

单独应用镇静或镇痛药物常需要较大剂量才能达到二者合用的效果，这时由于药物剂量过大可能导致呼吸抑制，因此宜镇静、镇痛药物二者合用。

不管是普通的气管镜检查，还是无痛气管镜检查，都需要医生与患者术前充分沟通，在充分考虑患者身体状况、患者病情及评估患者应激、耐受的情况下，做出最适合患者的个体化气管镜检查方案。

58 气管镜检查应注意什么？

1.气管镜检查前注意事项

（1）患者需要带齐既往检查资料（包括既往相关检查结果，如胸部 CT、气管镜检查报告、心电图、肺功能以及其他化验检查结果等），由气管镜医生确定是否有适应证，了解有无禁忌证；患者需要家属陪同。

（2）鉴于做气管镜检查存在着一定风险，所以在进行支气管镜检查前应让医生详尽了解病史，并做好必要的体格检查。常规气管镜检查前需要做心电图和肺功能检查，以及胸部 CT 检查。如有呼吸功能不全者，应做血气分析等；如有心电图异常，必要时应做动态心电图等。必要时还包括血常规、凝血功能、乙肝五项、抗 HIV 等化验检查。这些化验结果可帮助医生分析病情，有目的地进行检查，同时降低检查时发生意外及并发症的可能性。

（3）检查前向患者或家属讲清检查的意义、方法、注意事项及可能发生的副作用等，以取得配合，同时应签署《气管镜检查知情同意书》。

（4）气管镜检查前需要 6~8 小时禁食、水，以免在检查时造成误吸。如果是高血压患者清晨空腹时，需用少许水服用降压药物。但是服用抗凝剂、抗血小板药物的患者,一般需要停用药物一周,具体需要听从医生的医嘱。

(5)患者牙齿活动时应提前告知医生,有假牙者应将假牙取下妥善保管。

(6)气管镜检查不要与核医学检查安排在同一天。

2.气管镜检查时注意事项

(1)患者取坐位于检查椅或取仰卧位于检查床(仰卧位,肩部略垫高,头部摆正,略向后仰,鼻孔朝上。这种体位,患者肌肉放松,比较舒适,并可预防晕厥,更适于老年、体弱、精神紧张者检查),放松,自然呼吸,并听从医生安排。

(2)患者进行环甲膜穿刺麻醉时,深吸气后屏住气,不要咳嗽,以免针尖损伤气管,并按医生的要求配合检查。常规气管镜检查可经口或经鼻进行,通常术前先用2%利多卡因做鼻黏膜表面麻醉,术中再给予气道内麻醉。

(3)患者术中避免咳嗽,气管镜在进入声门时,患者要深吸气,不要紧张,主动与医生配合。如有不舒服或是胸痛,可以举手向医生示意。

(4)年龄较大且患有心脏疾患的患者做气管镜检查时,应在心电监护下进行,同时做好必要的急救准备。医生操作过程中应从鼻腔额外给患者提供氧气,以确保氧气的充足。

(5)气管镜检查时,除了要进行仔细的观察外,一般还需要进行活组织取材、刷检等检查,一般需要 10~20 分钟即可完成。如果要进行某些特殊检查或治疗,时间可能延长。

(6)过于紧张或过于敏感的患者,还可经静脉给予镇静、镇痛药物,进行无痛气管镜检查。

3.气管镜检查后注意事项

(1)做支气管镜检查术后半小时宜静卧或静坐,避免用力咳嗽,2 小时后患者方可开始进流食、水,确定无呛咳或无明显不适后再正常饮食。

(2)如果经气管镜做了活检、刷检、灌洗等检查,应注意观察血压、心率的变化,有无气胸或活动性出血的发生,一旦有恶化趋向应随时就诊、及时处理。

(3)检查后如有少量咯血不必紧张,是由于环甲膜穿刺或取材导致少量咯血,若出现大量咯血不止,请及时就近就医。

(4)如果检查时间较长,咳嗽较频或咯血者,可酌情用镇静剂、止血剂并可

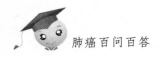

给抗生素,以预防呼吸道和肺部感染。

(5)门诊检查患者的内镜检查报告可在检查半小时后在内镜预约登记室领取;住院患者的检查报告于当日下午转入病房。

(6)门诊患者如进行气管镜下活检、细胞学刷检等,请留一名家属按医生要求将标本送至病理科,病理结果请依据病理结果通知书时间拿取。住院患者如医生无特殊要求,返回病房即可。

4.哪些情况下需要慎重做气管镜检查

(1)全身情况极度衰竭者。

(2)肺功能严重损害,呼吸明显困难者。

(3)严重的心脏病,心功能不全或频发心绞痛,明显心律紊乱者。

(4)严重的高血压者。

(5)主动脉瘤,有破裂危险者。

(6)活动性大咯血,哮喘急性发作,则需暂缓进行。

(7)出、凝血机制异常者。

5.气管镜检查中、检查后可能出现的并发症

气管镜检查是一种比较成熟的诊断方法,一般情况下是比较安全的,严重并发症很少见,比如麻药过敏、喉头水肿、喉(支)气管痉挛、心跳停止、脑血管意外、严重出血等。

59 为什么仅凭CT片子不能确诊肺癌?

CT片子确实是诊断肺癌重要的依据,但是影像学资料总是会有一定局限性。CT片子看不到肿块的性质,要想确诊,需进一步做支气管镜、胸腔穿刺、痰脱落细胞学检查、胸腔积液细胞学检查、淋巴结活检等方法取病理,目前,病理是肺癌诊断的金标准。

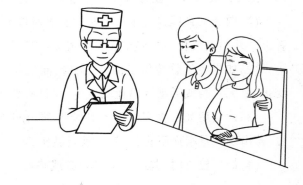

60 为什么有时医生无法确诊是结核还是肿瘤？

疾病是一个复杂的过程，很多时候肺癌并不是一个容易诊断的疾病。在病理不明确的情况下，仅凭借影像学的检查只能看到病灶的位置、大小、形状等，可以对疾病有一个大致的判断，而不能明确其性质，所以医生无法给出确切的诊断，需要进一步做病理等相关检查才能明确诊断。尤其是一些早期的病变，良性与恶性之间的表现并无太大差异，医生往往会比较谨慎，不敢轻易放弃恶性肿瘤的诊断，因此往往会用"可能""考虑"等来表示自己的推断，这一点也需要互相之间理解和信任。

61 为什么要做穿刺？

做穿刺目的是为了获取病变的组织，借助显微镜明确病变性质，区分类型，指导进一步的治疗。穿刺是一种相对安全的检查方法，且诊断率较高，创伤小，痛苦小，因此肿瘤患者要正确面对穿刺，不要怀有恐惧心理。

温馨提示

尤其是对于一些不能排除恶性的病变，穿刺活检是明确疾病性质的重要方法。对于明确恶性的病变，穿刺可明确病变类型，指导治疗。

62 为什么要做微创手术(胸腔镜、纵隔镜等)确诊？

如果想要确诊并指导进一步的治疗必须进行病理诊断。病理诊断的方法有支气管镜、胸腔穿刺、痰脱落细胞学检查、胸腔积液细胞学检查、淋巴结活检等，医生会根据患者的具体情况建议用什么方法取病理。所以在患者没有浅表淋巴结肿大、胸腔积液等情况下，通过胸腔镜、纵隔镜等微创手术取病理可能就成为最佳或唯一的确诊方法。

63 病理诊断是什么意思？

病理诊断是指用钳取、切除或穿刺等方法取得肿瘤组织，固定染色后，制

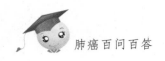

作成切片,在显微镜下通过观察细胞的形态来确定疾病的方法。尽管各种影像学技术飞速发展,但是病理诊断仍然是肿瘤诊断的金标准。

64 什么是肺癌诊断的"金标准"?

目前,病理诊断是肺癌以及其他肿瘤的金标准,这也是医生口中的"确诊"。在没有行病理诊断之前,医生往往会用"考虑""怀疑"等来表示恶性的诊断,一旦病理确诊了肺癌,那么这些词都可以去掉了。除此以外的其他检查都有助于医生发现、判断病情,或是治疗中跟踪疗效,确诊还要依靠病理。

65 肺癌有哪些病理类型,各有什么样的临床特点?

肺癌常见的有以下几类:

腺癌:约占非小细胞肺癌的 40%,最常见于不吸烟者和既往吸烟者,是女性最常见的病理类型。腺癌可单发、多发或表现为弥漫性,发生于外周并累及胸膜是最常见的临床表现。淋巴和血行转移是其主要播散途径,极易出现区域淋巴结和远处转移。

> **肺癌的病理类型**
>
> 根据世界卫生组织(WHO)提出的最新修改方案,肺癌可分为腺癌、鳞状细胞癌、神经内分泌肿瘤、大细胞癌、腺鳞癌、肉瘤样癌、唾液腺肿瘤、其他恶性肿瘤八大类。

鳞状细胞癌:约占肺癌的 30%,多见于男性吸烟患者,以中央型为主,并有向管腔内生长的倾向,早期常引起支气管狭窄导致肺不张和阻塞性肺炎。癌组织易变性坏死,形成空洞或癌性肺脓肿。伴有空洞的肺癌大部分为鳞癌。术后局部复发比其他类型肺癌常见。

小细胞肺癌:常见于主支气管和叶支气管,绝大部分为男性吸烟患者,中心型占 90%~95%;典型表现为大的中心型原发病灶伴肺门、纵隔淋巴结广泛转移,诊断时约 2/3 有远处转移。

66 为什么穿刺的时候,有的是粗针,有的是细针?

就超声下穿刺而言,若肿物较大,穿刺容易,用粗针取得的组织连续成条状,组织结构完整,包含更多细胞,便于病理明确诊断。但若组织小,位置邻近大血管或其他重要脏器,为安全起见,则用细针穿刺,抽取少量细胞。所以在条件允许情况下,尽可能用粗针穿刺,但为保证治疗顺利进行及患者安全,有时候也会采用细针活检。

67 肺癌的转移病灶还有必要再次活检吗?

大部分肺癌转移病灶没有必要再次活检,只有在不十分确定是转移的时候会考虑再次活检确认。如果是腺癌,存在基因突变,口服靶向药期间出现新发转移灶,或者靶向药可控制原发病灶而新发病灶仍进展,因为肿瘤存在异质性,即新发病灶与原发病灶突变位点可能不一致,这时建议再次活检以便及时调整用药方案。

68 什么是基因检测?

肿瘤基因检测是通过提取人体细胞内的遗传物质,通过测序、基因分型等技术检测人体内的肿瘤致病基因或易感基因,评估患者罹患肿瘤的风险或发现已确诊为癌症的患者是否存在某种基因突变。现在最常用的肺癌基因检测是表皮生长因子受体的基因检测,这个基因的突变与靶向治疗疗效密切相关,在后文中会详细讲述。

69 为什么要做基因检测?

肿瘤的发生是遗传与环境因素共同作用的结果,其中遗传因素是内因,与人体是否携带肿瘤易感基因有关。随着基因分子水平研究的不断深入,越来越多的肿瘤信号通路被发现,相对应地,越来越多的靶向药物上市。进行相关的基因检测,以期在最早阶段鉴定出体内发生的、可导致癌症的基因变化,从而指导癌症患者的治疗,延长患者的生存期,提高其生存质量。

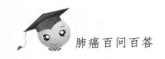

70 肺癌的临床分期有什么意义？

临床分期是医生制订治疗计划的重要参考依据，可以帮助判断预后及疗效评价。统一的分期标准也方便治疗中心之间的信息交流，促进对人类癌症的持续研究。

71 如果诊断时已是中晚期肺癌，还能存活多久？

中晚期肺癌的生存期与病理类型、治疗手段、患者体质等诸多因素有关。一般接受单纯化疗的患者，中位生存期(一半左右患者生存期)为 12~14 个月，存在敏感突变患者若接受靶向联合化疗，可将生存期提高至 31~34 个月而且随着研究不断深入，生存时间必将进一步延长。

72 手术后如何监测肺癌复发？

所有肺癌患者术后都需要定期复查，复查能够及早发现那些隐匿的病变，及早处理。手术后应定期复查胸部 CT、腹部 B 超等相关检查。一般术后两年内每3个月复查一次，两年后每半年复查一次，五年后每年复查一次就可以。一般医生也会建议查肿瘤标志物，肿瘤标志物的变化对术后患者监测也有一定意义。

> **温馨提示**
>
> 这种复查周期是在没有相关症状的前提下，如果患者自觉症状加重或有新发的症状，应及时就医，并行相关检查。

73 肺癌常向哪些部位转移，有什么表现？

肺癌转移可分为肺外胸内转移和胸外转移，最多见的几个转移部位是：脑、骨骼、肾上腺，局部的转移主要是淋巴结的转移。具体可有以下表现。

(1)肺外胸内扩展引起的症状和体征:胸痛、声音嘶哑、咽下困难、胸水、上腔静脉综合征(表现为头面部和上半身瘀血水肿、颈部肿胀、颈静脉扩张等)、Hornor 综合征(表现为病侧眼睑下垂、瞳孔缩小、眼球内陷、同侧额部与胸壁少汗或无汗)。

(2)胸外转移引起的症状和体征:转移至中枢神经系统可引起颅内压增高,如头疼、恶心、呕吐、精神状态异常等;转移至骨骼可引起骨痛和病理性骨折、高钙血症等;转移至体表淋巴结可触及固定且坚硬、多无痛感的结节。

74 为什么说肺癌有望成为慢性病?

2006年,世界卫生组织将癌症定义为可控慢性病。对于肺癌来说,手术使早期肺癌的临床治愈率可达70%,以放化疗为主的多学科治疗也延长了中晚期肺癌的生存期,特别是近些年新出现的分子靶向治疗及生物治疗,可称之为肺癌治疗的新希望,不仅大大提高了患者的生存期,更重要的是改善了患者的生存质量。因此,只要接受规范化的治疗,肺癌并没有想象中那么可怕,带瘤生存已成为可能。只要我们的治疗水平不断提高,就如同高血压一样,高血压需要长期服药控制,这种降压药物不好用了就换一种,肺癌也正朝着这个方向发展。

治疗疑问

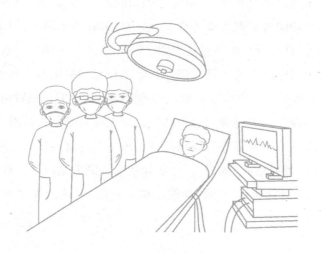

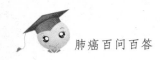

75 肺癌能不能治愈？

这是很多初患肺癌患者和家属非常关心的一个问题。因为肺癌实际上包括很多种情况，所以这个问题很难用是或否来回答。

大家通常理解的治愈是指治疗后此疾病再也不会出现。就目前医学水平而言，除了一些感染性疾病以外，能够达到这个指标的疾病并不多。比如很常见的高血压，目前并没有有效疗法使治疗后的患者血压再也不会升高，而我们所采用的降压药物其实是使血压控制于合理水平。那么对于肺癌而言，首先，早期肺癌有一部分的确是以治愈为目的，主要是Ⅰ期的肺癌，这部分肺癌肿瘤较小，没有周围组织的侵犯，没有转移，是最有希望获得完全性治愈的一种肺癌。通过手术或立体定向放疗，可能达到治愈的目的，以后可能不再会出现复发或转移。虽然随着早期筛查的普及，这样的患者越来越多，但是相对大多数肺癌患者而言，这部分病例毕竟是少数。

多数肺癌诊断时即处于进展期，有的已侵犯周围脏器，有的是远处的转移。这部分患者通过目前治疗很难达到治愈的目的。但是随着新的药物、新的治疗方法的出现，进展期肺癌患者的生存期也越来越长，虽然不能够达到治愈，但是如果能够达到带瘤生存也是不错的结果。这也是近些年来所提到的"使肺癌变成一种慢性病"的观点，比如像前面提到的高血压一样，肺癌如果也能够通过药物达到控制的目的，即便是携带肿瘤，只要对生命没有威胁，也是一个不错的结果了。

76 什么是肺癌的综合治疗，有哪些模式？

关于肺癌，尤其是进展期肺癌，我们经常听到的一个词就是综合治疗，顾名思义，就是运用多种手段治疗。但这个综合绝不应理解成不同手段的叠加，而是根据病情，在不同时间，有计划、有目的地使用不同手段以达到最好效果的治疗模式。

肺癌治疗目前主要有手术、化疗、放疗、生物治疗、靶向治疗等方式。对于进展期肺癌，单一治疗手段作用有限。比如有些病例，先做化疗，化疗使肿瘤缩小以后再手术或放疗，术后辅助以化疗或放疗。有些病例需要同步做放疗与化疗。有些晚期病例需要以化疗为主，全身治疗，但是局部加上放疗能够缓解症状或进一步控制病变。这些手段的综合运用能够获得更好的治疗效果。

77 肺癌治疗希望达到什么样的目标？

治疗的目标是什么？在肺癌开始治疗之前这是需要明确的。很多时候医生和患者之间的差异体现于治疗目标上。

温馨提示

不应简单地理解为治疗手段越多越好，治疗不能过度，医生总是在最佳的疗效和最小的副作用之间寻求平衡。

就肺癌而言，医生能够达到的目标往往和患者预期的目标之间存在较大差距。这一方面是因为肺癌恶性程度较其他肿瘤更高，另一方面也是由于肺癌诊断的时候多数患者已经处于病变有进展的阶段。就早期肺癌而言，治疗的目标是争取一个治愈的机会，无论是手术还是放疗，争取一个较长时间的缓解期。但并非就不会再出现复发或是转移。而对于多数进展期患者而言，因为肿瘤有局部的侵犯或远离脏器的转移，如前所述，治愈不是主要的目标，这时候主要的目标就是延长生存，改善生存质量，使患者活得更久，使患者活得更好。

明确治疗的目标，需要我们更客观地认识肺癌，以达到一个比较客观和容易实现的目标。

78 何谓肺癌治疗的一线、二线、三线治疗？

在临床上有时会听到医生讲："现在是一线治疗""二线治疗有效的药物不多"，肺癌治疗的一线治疗、二线治疗、三线治疗到底是什么意思？

所谓一线治疗，主要是指患者第一次治疗时所接受的治疗。如第一次化疗的患者所采用的化疗方案就是一线治疗方案，所用的药物属于一线治疗药物。在第一种方案治疗失败之后所采用的治疗方案就是二线治疗方案，同理，三线治疗就是头两次治疗失败后所需要进行的治疗，称为三线治疗，这主要是针对药物治疗而言。

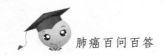

目前肺癌化疗方案都以铂类为主,往往是铂类联合另外一种化疗药物。常用方案有长春瑞滨+铂类、紫杉醇+铂类、吉西他滨+铂类、多西他赛+铂类,还有腺癌比较常用的培美曲塞+铂类,还有小细胞癌常用的依托泊苷+铂类。这些药物都可以用在一线化疗。二线化疗相对有效的药物较少,多西他赛、培美曲塞是经典的二线治疗方案。一般而言,二线治疗多采用单药,即不联合铂类药物。三线化疗已证实有效化疗方案目前还没有,只能是经验性治疗。从上面我们是不是看出一个问题,为什么多西他赛和培美曲塞既是一线药物又是二线药物?是的,一个化疗药物可以既是一线药物又可以是二线药物,关键看你把这个药用在第几次治疗上,用在第一次治疗(初治)患者上就属于一线治疗,用在治疗一次失败以后的患者身上就属于二线治疗。当然,如果一线治疗选择了培美曲塞,那么治疗失败后则不应继续选择培美曲塞了。

除了化疗以外,靶向治疗药物也被用于各线患者上,关于靶向治疗的问题将在后面详细讨论。

79 肺癌的手术治疗有哪些方式?

就目前肺癌治疗而言,手术治疗是可能获得长期生存的最重要的治疗手段。肺癌手术切除包括两部分:肺叶切除和淋巴结清扫。肺叶切除就是切掉肺癌所在肺叶,即便是比较小的病变,一般建议行一个肺叶切除。人共有五个肺叶,一般而言,肺功能正常的人切除一个肺叶不会对肺功能有太大影响。部分累及范围较广泛的病变可能需要切掉一个以上的肺叶,如左全肺切除术、右全肺切除术。妥协性手术是指病变的切除,即仅仅切除病变部位,不做肺叶切除。这样的手术尽管保存了更多的健康肺组织,但是失去了手术的彻底性,属于妥协性手术,或是仅仅出于明确病变性质的目的。另一部分手术是淋巴结清扫,因为肺癌最容易出现淋巴结转移,所有肺癌患者都应该做淋巴结清扫,即便是术前 CT 评价没有明显的淋巴结转移的患者,手术中也会清除相应区域的淋巴结,以明确淋巴结有无转移,以便切除病变,明确分期。

肺癌外科治疗目前已进入微创治疗时代,但并不是所有患者都能够选择微创手术。微创手术是一个通俗的称呼,专业人士会称之为胸腔镜下的肺癌切除术。胸腔镜是一种手术器械,将摄像头一样的腔镜镜头置入胸腔,只用器械而不需要手进入胸腔进行操作。其好处是切口小,免除了原来较大的切口,同时也减少了对正常组织的干扰。胸腔镜下的肺癌切除也要求和开胸切除的范围一样,并不减小手术范围,只是换了一种创伤小的形式。小的切口,同时利用器械操作,这样能够减少手术创伤,降低手术风险。另外,目前还兴起了机器人手术。所谓机器人手术并不是不需要人操作,而是进入胸腔的是机械臂,术者可以在远离患者的地方操作,通过传感系统操作位于患者体内的机械臂来进行手术。其优点是,可以远程控制,胸腔内的操作由机械臂协助完成,操作更加灵活方便。

80 什么情况下可以选择微创手术,微创手术能切干净吗?

微创手术虽然创伤比较小,恢复快,但并不是所有患者都适合做胸腔镜手术。通常医生会根据病变的大小和周围累及程度来判断是否适合做胸腔镜手术。即便如此,如果术中出现一些特殊情况,出于安全考虑也有可能转成开放手术。除了病变本身的特点以外,如果以前得过严重的胸膜炎、脓胸,往往也不适合做胸腔镜手术,因为这类患者胸腔粘连严重,没有胸腔镜操作的空间。

另外一个经常问到的问题是,胸腔镜是否可以像开胸手术一样切得干净。这一点是毋庸置疑的,对于一个熟练掌握胸腔镜手术的医生而言,两者在手术彻底程度上是没有显著区别的。相反,由于胸腔镜的摄像头是在胸腔内,距离病变更近,更有利于观察,手术可能会更细致。任何一种新技术的出现除了能够完成旧技术能够完成的操作之外必定还有其他优点。如果胸腔镜手术丧失手术彻底性的话,那它的出现也就没有意义了。当然,不同医生对胸腔镜手术的理解和掌握程度是有差别的,有一个选择倾向的问题。

温馨提示

由于胸腔镜手术需借助器械来操作,所以手术花费往往会比普通开胸手术要贵。

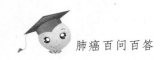

81 肺癌淋巴结清扫有什么意义?

标准肺癌切除术包括淋巴结清扫,到底淋巴结清扫有什么意义呢? 首先,肺癌容易出现淋巴结的转移,多数肺癌是通过淋巴系统进一步转移到全身。那么淋巴结就是第一站防御体系。在肺叶切除同时切除可能受累的淋巴结,能使手术更加彻底。因为术前或术中对淋巴结是否转移的判断往往是不可靠的,很多术前淋巴结 CT 检查没有发现问题的患者,术后淋巴结的病理检查发现了转移。因此,肺部病变如为恶性,一般均应切除周围肺门及纵隔淋巴结。对于有转移的患者,切除转移淋巴结使手术更加彻底,即便是没有转移的淋巴结,根据目前的临床观察,手术切除也没有给机体带来明显损害。切除淋巴结另外一个意义在于更准确的分期,淋巴结有无转移影响着患者术后生存时间的长短。

82 手术的意义有多大?

经常听到一些患者或家属说,只要是恶性,做手术还不如不做手术。首先,这样的说法没有任何科学依据,不能因为某某做了手术之后若干年之后又转移了而否定手术的意义。

对于一些早期患者而言,手术确实提供了一个治愈的机会,这部分患者会随着医学水平的提高,越来越多。由于肺癌恶性程度较高,对于多数患者而言,手术或是其他治疗之后疾病的确又出现了,但手术延长了患者生存或改善了生活质量,不也是很有意义的事吗? 对于多数非早期患者而言,手术也提供了一个可能治愈的机会,同时配合使用其他治疗,如术后辅助的化疗或放疗,使这种机会更大,即便并非完全治愈,也能使患者获得一段较长的缓解时间。

当然,手术是有创伤的治疗方式,也有一定风险,但应看到,对于身体状况较好的患者,相对于风险而言,获益是值得去承担这种风险的。但对于一些医学上不适合手术的患者,为了手术而手术或是勉强手术则未必能给患者带来好处。

83 肺癌做手术风险高吗?

风险的高与低总是相对而言的,肺癌手术经过近些年的发展,目前手术风险已经降得很低了。一般而言,肺癌手术围手术期死亡率为 1%~3%,在一些成熟医院的胸外科,实际发生率可能比这个还要低。围术期除了死亡之外的其他风险主要是肺感染、心率失常、肺漏气等,这些多数在可控范围内。但是对于有些患者,手术还是有一定风险的,如高龄患者。高龄患者心肺功能差,耐受能力差,即便是心肺功能尚可,但脏器代偿能力往往差,增加了手术风险,术前需仔细评价。同时合并其他内科疾病的患者,如糖尿病患者、高血压患者,都能够手术,只要术前合理控制血糖、血压就行,但相对于没有这些疾病的患者而言,有这些合并疾病的患者手术风险肯定会增加一些。通常,医生会对患者心肺功能、肝肾功能等进行评价,如果认为能够耐受手术那就会建议手术,如果医生评价之后认为手术风险太高或是无法承受手术,那么就会建议患者行其他治疗。

84 什么样的患者能够手术?

诊断为肺癌的患者往往提的第一个问题就是:"医生,我们还能手术吗?"这个问题的回答要从两个方面来看。

第一,就像前面谈到手术目的时所说的那样,医生要对患者的肺部疾病做全面的评价,这主要是了解病变情况以及有无其他脏器的转移。医生往往会要求患者做强化胸部 CT 来了解肺部病变是否为恶性,有无周围淋巴结转移,肿瘤有无侵犯重要周围血管、脏器。强化 CT 的好处是能够看清楚血管情况、区分肺部血管与周围组织,这对于评价能否手术十分重要。除此以外,还要检查有无远处转移,如经济条件允许可以行 PET-CT,这是目前查远处转移最有效的方法。头部有无转移可以进行颅脑磁共振成像。

第二,要对患者身体情况有一个了解,如心肺功能如何,是否能够承担得了手术风险,以及了解肝肾功能、血凝情况等化验指标。这些指标能够反映患者的身体状态是否适合手术。

如果经检查需要手术治疗,而身体情况又允许手术的话,医生就会建议患者行手术治疗,当然,患者的治疗意愿也很重要。

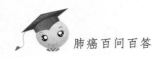

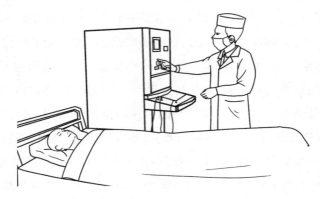

85 为什么很多患者检查之后才发现不能够做手术了?

患者往往是在有胸部检查资料之后来就诊的,如上面所说的,医生只能看到胸部病变情况,而细致的检查能够告诉我们肺部病变有无其他脏器的受累,同时患者身体状态往往也是要通过一系列检查才能够知道的。有些病变肺部 CT 检查看起来属于比较早的病变,可是通过其他检查却发现有远处脏器的转移,那么如果术前没有经检查发现而盲目手术的话,手术给患者带来的益处就很小了。正如只拿一片叶子可能看得出来是什么树的叶子,但是要说出这棵树有多高、长了多少年,单凭拿来的这片叶子是远远不够的,需要知道整体情况。

另外一些情况是通过检查发现存在身体原因而不能够手术,如较严重的心脏病、慢性肺病所导致肺功能不足以承担肺切除手术。相对于其他类型手术而言,肺癌手术对患者心肺功能要求较高。

86 为什么术前医生一再强调戒烟?

首先,部分肺癌是由吸烟引起的,而且与吸烟时间长短以及每日吸烟支数密切相关,术前吸烟可能加重呼吸道炎症,引起术后严重肺感染。吸烟对患者肺部往往有不利影响,增加肺部感染的概率,而血液中的一氧化碳和尼古丁则会对心脏功能和血液循环系统造成不良后果。手术过程中,尼古丁可以升高血压,加重术中出血和心脏负担,还可能会使本来就对手术、麻醉、创伤不堪重负的心脏循环系统雪上加霜。此外,吸烟患者的手术伤口愈合也相对困难,及时戒烟能够保护肺脏，这将为后期的治疗提供条件。

一般情况下，一氧化碳和尼古丁在血液中的作用时间较短，禁烟1~2天即可基本消除影响；相对而言，吸烟对肺部的影响作用缓慢而持久，大约需要6~8周的时间才开始好转。科学研究证实，术前6周禁烟可以使肺部并发症的发生率大大下降；而术前3周禁烟就可以有利于减少手术创伤并发症。研究表明，禁烟可以显著减少与伤口有关的并

禁烟的实验效果

有学者甚至进行了一项试验来观察术前6~8周实施禁烟的效果。结果发现，禁烟者的手术并发症发生率为18%，而大约52%的未禁烟患者出现了并发症；禁烟者中只有5%出现了伤口愈合不良，而非禁烟者则为31%。

发症，并且心脏和肺部并发症的发生率均有所降低，明显提高了手术效果。

87 肺癌患者术前需要做什么准备吗？

对于准备手术的肺癌患者，术前有些什么需要注意的呢？对于吸烟患者上面所说的戒烟是最重要的一条。除此以外，心理上的准备也是很重要的。首先要重视疾病，这样才会有积极的心态准备接受治疗，另外不必有过度的担心，因为目前而言手术风险总体已经很低，而对于多数患者所担心的术后疼痛等问题目前也都有有效的控制方法，不必过于焦虑。

除此以外，建议适当锻炼肺功能，可以快走或爬楼梯，这些都会对肺功能有帮助。此外，术前可以锻炼咳嗽，其目的有两个：一是，通过锻炼使肺部痰液在术前排除干净，防止术后积存于肺部引起感染；二是，术后咳嗽是对患者恢复最有用的锻炼，这种咳嗽是指术后短期内主动的咳嗽，有利于术后余肺的膨胀，使剩余的肺充分膨胀，发挥更多的功能，另外，术后咳嗽能够使肺部分泌物及时排出，避免肺部发生感染，减少术后并发症。

如果是合并高血压、心脏病的老年患者，一定告诉医生目前所服用的药物，因为有些药物不适合围术期使用。例如，老年人常会用到的阿司匹林、氯吡

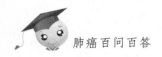
格雷等,一般建议术前停用,防止手术中出血,术后1周左右如果没有明显出血倾向再继续使用。合并这些内科疾病的患者应在术前调整好身体状态,例如合理控制血压,合理控制血糖,或是使用药物将心功能等指标调整到最佳状态,以利于手术和术后恢复。

88 高龄肺癌患者术前准备有哪些特殊注意事项?

随着社会的老龄化,肺癌患者中高龄人口所占的比例逐年升高。虽然年龄不是手术的禁忌证,但由于老年患者常合并多种其他脏器疾病,以及器官代偿能力降低的不可预知性且难以术前准确评估,使得老年患者术后发生并发症较年轻患者明显增多,也就是通常所说的手术风险更高。对于这部分有手术机会的患者,通过充分的术前准备,有效降低手术风险,也能获得治愈机会。

术前准备不充分可能会显著增加老年患者围术期的风险,因此对老年患者正确评估全身各主要器官的损害程度和代偿能力,是术前准备的重要组成部分。对于老年患者,术中应谨慎操作,以最小的创伤尽快完成手术,术后要注意输液的速度与补液总量。高龄患者应从入院伊始就给予雾化、祛痰剂治疗并进行呼吸肌锻炼,以降低术后肺部并发症的发生风险。这一点对于吸烟的患者尤为重要,术前严格戒烟有利于减少术后并发症的出现。此外,高龄患者合并心脑血管意外的发生率高,术中及术后的创伤打击可导致原有疾病复发。有相当一部分患者就是因心脑血管疾病就诊检查发现肺癌的。一般而言,合并急性心脑血管意外(如心梗、脑梗等)的患者应尽量在3个月内避免胸部手术治疗,但是,随着诊疗技术的提高及

温馨提示

老龄化可导致血管和心肌进行性硬化及顺应性降低,术后易合并心电图异常和心肌损害,因此对于老年患者术前要通过心电图、动态心电图以及超声心动图的检查来判断手术的危险。必要时可以请相关内科会诊,协助处理所患内科疾病,以达到较好的身体状态。

手术创伤的减小,这些也不是绝对禁忌征;因为肺癌属于限期手术,如果从心脑血管意外中恢复较好,肺部疾病的诊治不应过于推后,以免延误最佳的治疗时机。这一点要根据患者自身情况综合判断。

总之,老年患者能否手术不能仅仅看年龄大小,主要应从身体情况来判断是否能够承担手术。生活条件的改变使老年肿瘤患者的比例明显升高。由于高龄患者器官功能衰退明显,术后发生并发症的致死率高,因此,术前应进行准确的评估,围术期应严密监测病情变化,提高警惕,尽量避免并发症的发生。通过简化围术期医疗措施并确保有效的治疗,可使这部分患者有更多的治疗机会。近些年随着胸部手术技术的进步,也使得一部分原来手术风险较高的患者有了手术机会。

89 肺癌合并糖尿病患者术前准备的注意事项有哪些?

糖尿病是目前发病率上升速度最快的疾病之一,目前已经成为常见病,多发病。糖尿病也绝非手术禁忌,只要合理控制血糖,糖尿病患者可以像其他患者一样接受手术治疗。

由于糖尿病患者常无明显症状,部分患者术前才发现并做出诊断,所以术前患者基本上都会检测血糖;另有部分患者诊断糖尿病后未规律监测血糖及治疗,术前血糖控制不理想。糖尿病对机体带来的影响是多方面的。众所周知,由于糖尿病患者的机体愈合能力下降,术后伤口愈合困难,增加了吻合口瘘的发生率,也增加了肺部感染及伤口感染的风险。对于糖尿病合并肺癌患者,术前最重要的准备就是合理控制血糖,术前调整饮食为糖尿病饮食,严密监测血糖,必要时可口服糖尿病专用的肠内营养制剂,以便在保证充足热量的情况下有利于血糖控制。根据血糖水平,术前有时需停止口服降糖药,改用胰岛素控制血糖,这样会有利于术后血糖的调控。术后严密监测血糖,必要时使用静脉胰岛素泵精准控制血糖,以达到减少围术期并发症的目的。

90 肺癌合并心血管疾病患者术前准备的注意事项有哪些?

心血管系统常见的疾病是高血压、冠心病和心律失常,随着社会压力增加

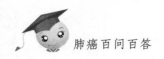

及生活方式的改变,这些都是人群中的常见病。对于高血压患者,因为动脉硬化,不仅末梢血管阻力增高,而且微小动脉和毛细血管的局部循环差,容易导致脏器功能下降。因此,围术期为保持脏器的充足血流,维持适度高的血压是必要的。但血压过高则可能在诱导麻醉或手术时或者术后恢复过程中出现脑血管意外或急性心力衰竭。因此,术前需继续应用降压药,使血压降到正常范围才可进行手术。高血压患者降压药原则上应服用到手术前,手术当日是否需服用降压药物要根据具体情况确定,术后是否需要停用降压药应根据病情决定。

冠心病患者围术期易发生心肌梗死,术前需根据病史确定冠心病的类型及严重程度,评价心脏功能。对于心脏功能尚好的患者可以考虑手术,但要加强围术期的处理。稳定型心绞痛可耐受手术;变异型心绞痛患者通过口服药物控制疾病发作后可以考虑手术治疗;对于不稳定型心绞痛需经治疗转为稳定型后方可手术治疗。

肺癌手术创伤较大,麻醉及手术等因素可以诱发心律失常,术后出现心律失常的比例为 10% 以上。手术创伤也可使原有的心律失常加重,处理不当可导致严重后果,甚至死亡。术前对于病史不明的心律失常患者,必须进行 24h 动态心

抗凝药物的使用问题

高血压和冠心病患者有一部分长期服用抗凝药物,如阿司匹林或是氯吡格雷。一般而言,这类药物需术前一周停药以减少手术中的出血;如患者属于高凝状态,停药风险较大,可改用低分子肝素等药物以达到降低血凝状态的目的。一般在术后 1 周以后,如无明显出血风险,则可以继续服用这些药物。

电图检查。对于有心律失常等基础疾病的患者,应先治疗基础疾病。对偶发的房性、室性早搏,可以不做处理,仅密切观察。对于频发室早乃至阵发性心动过速的患者,则应使用药物控制心律后再行手术治疗。对于带有心脏起搏器的患者,术前应做好充分准备,仔细评估,并采取必要的措施,一般可耐受手术治疗。对于急性心肌梗死患者,6 个月内不施行择期手术;而心力衰竭患者,最好在心力衰竭控制 3~4 周后再施行手术。

91 肺癌合并呼吸系统疾病患者术前准备的注意事项有哪些？

肺癌本身就是呼吸系统疾病,为什么要说合并呼吸系统疾病呢？那是因为肺部肿瘤患者除了肺癌之外往往会有其他基础肺病存在,如慢性支气管炎、哮喘等疾病,也有的肺癌是在结核基础上形成的瘢痕癌。老年患者,尤其是长期吸烟患者,多伴有慢性肺部疾病,主要为慢性支气管肺炎、肺气肿和肺心病等慢性阻塞性肺病。肺部基础疾病自然会增加手术风险,术前应积极处理,为手术做好准备。术前肺功能检查能够较好地反应患者的肺脏情况,另外,胸部 CT 对于肺气肿的诊断也有帮助,这些检查都能评估手术风险。患者术前需进行有效的呼吸训练及排痰训练,这不但有利于患者术后排痰,促进肺复张,而且有利于缓解患者术后的紧张和不安情绪。对于术前肺功能不佳的患者,可给予雾化吸入及吸氧加以改善。尤其是吸烟患者,建议术前停止吸烟 2 周,可配合雾化吸入,以利于痰液稀释,便于咳痰。对于合并慢性支气管炎、经常咳脓痰的患者,术前 3~5 天可给予抗生素治疗,控制感染,这样能够有效减少术后肺感染的发生。对于经常发作哮喘的患者,术前应积极治疗,必要时可给予口服激素治疗,围术期避免使用可能导致哮喘的药物。

92 为什么胸科的麻醉对于手术非常关键？

首先,目前胸科手术一般都要实施单肺通气(肺隔离),需要在手术开始前全身麻醉下经口插入双腔支气管导管,较其他手术的麻醉 (不需要肺隔离,只需要插入单腔气管导管)有一定的特殊性,而且双腔支气管导管插入后需要准确定位才能保证术中健侧 (非手术侧)肺正常通气,患侧(手术侧)肺没有任何通气且萎陷完全,从而为手术顺利实施提供良好的先决条件。其次,胸科手术操作就在心脏及大血管旁实施,风险非

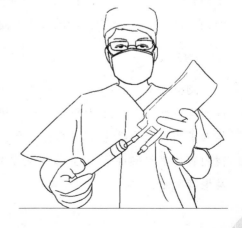

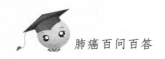

常大,手术刺激产生的机体应激(体现为患者的血压、心率变化)概率也很大,术中患者任何小的体动都有可能影响手术操作的顺利进行,甚至造成严重的后果(比如大出血),因而对麻醉医师的技术及经验要求都比较高,所以,胸科手术的麻醉都是高年资且经验技术成熟的医师担当。

93 为什么术前谈话要手术医生和麻醉医生分别谈话呢?

在手术过程中,手术医生和麻醉医生的工作是密不可分的,他们分别担当了外科医生和内科医生的角色。前者负责手术操作的安全实施(外科医生),后者为患者麻醉的同时,还要负责手术中患者生命体征的安全保障(内科医生)。两者的密切配合是患者手术安全顺利实施的基础。由于两者的分工不同,所以术前的谈话内容及重点也不同。手术医生谈话是以手术操作可能对患者的影响为中心,而麻醉医生谈话是以麻醉技术和麻醉药物及手术操作产生的机体应激可能对患者的影响为中心。

94 为什么要麻醉插管,很难受吗? 对于胸科手术患者有什么风险?

胸科手术一般都是全身麻醉,术中需要实施单肺通气。一般应用肌肉松弛剂,患者自己就不能呼吸了,因而需要为患者进行经口气管内插管,然后用呼吸机维持患者的呼吸。插管都是在麻醉状态下进行的,患者没有任何知觉。插管本身对于大多数胸科手术患者来说,风险很小。但有非常少的一部分患者属于插管困难患者,由于他们自身上呼吸道解剖结构的差异或者肿瘤压迫等原因,有可能因为气管内插管困难或者面罩通气困难引发严重的后果。

95 麻醉前为什么禁食?

胸科手术一般都是全身麻醉,处于较深麻醉状态下的患者,机体一些保护性的反射都消失了,比如防止气管内进入异物的呛咳反射。手术前禁食、禁水是为了使胃充分排空,防止麻醉后胃内容物反流到咽部再进入气管造成误吸。胃内容物都是酸性的,一旦发生大量酸性液体的误吸,会造成严重的肺炎,危及患者生命。

96 肺癌手术切口是什么样的？

肺癌手术切口根据不同的病变位置、手术切除范围、术者习惯等因素的不同有一定差异。传统的肺癌开放手术切口为侧胸部的后外侧切口，一些术者可采取减少肌肉离断的小切口进行肺癌手术。随着胸腔镜技术的广泛应用，相当一部分肺癌手术可以通过胸腔镜微创切除。目前在有条件的医院已开展达芬奇机器人胸腔镜肺癌根治术，一般通过四个小孔置入机械臂进行操作，从而达到精细操作的目的。

温馨提示

胸腔镜肺癌切除术手术切口根据术者习惯有三孔、两孔甚至单孔之分，在侧胸部置入观察镜头以及微创手术器械完成手术操作，具有术后疼痛轻、术后恢复时间短的优势。

97 肺癌的手术切除范围有多大？

根据肿瘤的大小、位置以及侵犯的范围不同，肺癌的切除范围是不同的。较常见的手术方式是肺叶切除+淋巴结清扫术，切除范围包括长肿瘤的肺叶以及肺门和纵隔淋巴结。如果肿瘤侵犯超过单个肺叶范围，则可能行联合肺叶切除，甚至单侧全肺切除及淋巴结清扫术。如果肿瘤较小较局限或者患者肺功能无法耐受肺叶切除，可能行肺段切除甚至单纯楔形局部切除。总之，肺癌手术的切除范围是根据每个患者的病情个体化定制的，并没有适合所有患者的统一标准。

98 肺癌术后可能出现哪些术后并发症？

尽管目前对于肺癌的治疗已走入个体化、靶向治疗时代，但手术治疗在肺癌，尤其是非小细胞肺癌的治疗中仍占有不可替代的地位。当然，手术依然存在着不可避免的并发症和一定的病死率。

心律失常

心律失常为肺癌术后最常见的并发症，其类型主要有心房纤颤、房性/室

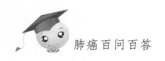

性期前收缩、阵发性室上性心动过速、室性心动过速,其中以心房纤颤最为多见,其次是房性期前收缩。术后心律失常发生率常高达46%。

其发生与患者的高龄状态、麻醉、术中牵拉肺门、直接刺激心脏大血管、心包内的血管处理、胸腔积液、术后疼痛、术后电解质水平异常、酸碱失衡等因素密切相关。另外,与手术的范围也有关,因全肺切除时需解剖纵隔而增加迷走神经张力,故全肺切除患者术后心律失常发生的概率明显高于肺叶切除患者。

心力衰竭

患者术前伴有心脏疾病,围术期输液过多、过快致使循环血容量过多导致心脏负荷加重,以及心律失常、缺氧、水电解质平衡紊乱,术中血压控制欠佳等诸多因素,是肺癌术后并发心力衰竭的主要原因。另外,肺叶切除,尤其是全肺切除者,肺动脉压力升高,肺循环阻力增大,也可导致心力衰竭。

肺部感染

术后肺部感染的发生与患者痰液黏稠,咳嗽不通畅导致肺、支气管内分泌物积聚、出现肺炎、肺不张与术后机体抵抗力低下有关,严重者会出现脓胸。通常在手术结束时,医生会给患者清理呼吸道分泌物,以防止肺炎、肺不张等并发症的发生,并在术后予以镇痛剂、雾化剂,协助患者排痰,同时根据患者各项检查及生命体征予以消炎治疗。

气管胸膜瘘

气管胸膜瘘的发生时间最多见于肺切除手术后,临床上一般多见于术后1~2周。支气管胸膜瘘的发生与全身营养不良、低蛋白血症、糖尿病、长期应用激素、全身感染、术前化疗、使用机械通气等全身因素,以及支气管残端感染、病变(肿瘤)残留、残端血供破坏、胸腔积液长期浸泡残端、局部放疗等因素有关。

呼吸功能衰竭

一旦出现,应及早行气管切开,并应用呼吸机辅助呼吸,患者多在5~7天后脱离呼吸机,顺利恢复。对于行全肺切除的患者,在极少数的情况下可出现严重呼吸功能衰竭,并常因此导致死亡。

大多发生于长期吸烟合并慢性支气管炎、肺气肿,尤其是老年男性肺癌患者。其原因是:既往合并哮喘,对缺氧耐受较差,术后易因缺氧诱发哮喘,甚至

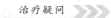

出现哮喘持续状态;患者自身肺功能差,老年肺癌患者术前常有不同程度的慢性疾病、心肺功能减退,各种应激反应和耐受性均较差;肥胖体型者组织愈合能力及抗感染能力较差,术后咳嗽无力,同时肥胖者下颌及咽周脂肪沉积,上气道狭窄塌陷,胸腹壁脂肪增多可引起肺容量下降,术后呼吸衰竭的风险增加;合并糖尿病,合并有糖尿病的老年肺癌患者,由于糖代谢紊乱,白细胞趋向性及吞噬功能差,调理素和细胞免疫作用受抑制,以及多种防御功能缺陷使组织愈合能力差,抵抗力低,术后易出现呼吸衰竭。

乳糜胸

肺癌根治术是外科治疗肺癌的首选手术方式,包括肺叶切除术和系统性淋巴结清扫术两部分。随着肺癌手术切除范围的扩大,尤其强调淋巴结清扫的规范,肺癌术后乳糜胸发生率有所上升。据国内各临床机构报道,有 1.13%~4% 乳糜胸是由于胸导管或其主要分支破裂,其内的淋巴液漏出潴留于胸膜腔内形成的。肺癌根治术是引起乳糜胸的一个重要医源性操作,临床上通常是术后第 2 天出现胸腔引流液量多、引流液呈现"牛乳状"而被发现。患者通过禁食、静脉高营养、生长抑制素应用及胸腔内注射粘连剂等保守治疗大多可治愈,但也有少部分患者需要经历二次开胸手术的外科治疗。乳糜胸治疗过程中患者丢失了大量的营养和免疫成分,导致免疫能力减退、凝血功能障碍,少部分患者甚至因为无法耐受二次手术,全身衰竭而死亡。

胸腔出血

如手术后每小时血性引流液在 200mL 以上并持续 3h,提示胸腔有活动性出血。出血见于肺组织切除部位和胸廓切口处的肋间血管,另外还可能与患者的凝血功能障碍有关。通常予以大量补液及输血即可,如无好转迹象,需紧急二次开胸止血。

脑梗死

患者既往有心脑血管疾病病史,术前患者禁饮食时间过长,术中血压过低,术后应用止血药及患者术后未能及时翻身活动等,都是肺癌术后并发脑梗死的原因。

控制患者已有的心脑血管原发疾病,有效控制血压平稳,避免长期应用凝

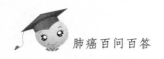

血药物,术后及时翻身和渐进性活动等,都是预防术后脑梗死的措施。

99 肺癌手术风险很高,可能出现多种并发症,做手术很不安全吗?

任何手术都具有风险性,相比较来说,肺癌手术因为涉及开胸,术中扰乱人体正常呼吸,并且切除部分肺组织,损伤肺功能,所以相对风险高。但随着近年来医疗技术进步,医疗设备日臻完善,术后风险明显下降,手术对于可切除病灶的肺癌患者仍是首选。

100 手术后恢复过程需要注意什么,饮食有什么要求?

如果患者做了手术,术后头几天是恢复最关键的时期。这时候患者最需要的是术后多咳嗽。如上文所说,咳嗽使肺部分泌物排出,减少感染机会,使余肺充分膨胀,减少术后肺不张,减少胸腔渗出,余肺充分复张对于术后肺功能十分重要,这些都是在术后前几天非常重要的事情。术后医生或护士都会建议给患者拍背,拍背能够使肺脏震动,有利于排痰。

除此以外,术后也需要适当活动,即便是前几天卧床也要在床上活动,这样会有利于身体功能的恢复。如促进肠道功能的恢复,也能够防止肢体由于不运动而发生的血栓,减少术后栓塞的发生。当能下地活动的时候,一定遵循循序渐进和量力而行的原则,每人体质不同,每人恢复情况不同,不能急于求成。

由于手术和术后会使用止痛药物,加之术后的卧床,术后很多患者都会碰到便秘的情况,这时不要着急。首先术后应合理饮食,多食用水果、蔬菜等含纤维较多食物,避免便秘发生,也有利于术后恢复;另外,可以适当使用泻药来缓解已经发生的便秘。

肺癌患者手术后饮食往往是医生被问到最多的问题。其实关于这一点并没有特殊要求,因为肺癌这个疾病跟饮食关系不大,中医或民间所谓"发物"按照现代医

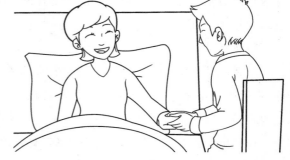

学的观点来看对术后患者并无大的影响。相反,由于手术创伤,患者术后往往进食不佳,因此常会出现低营养状态,因此应该适当增加热量,增加优质蛋白摄入,如多吃些瘦肉、蛋清以增加营养,增强人体抵抗力。当然,如果是糖尿病患者仍应遵循糖尿病饮食原则。在这里尤其想说的是,民间所谓"补品"其实未必有太多作用,遵循一般营养原则,普通食物就可以提供足够的营养成分。

101 术后胸部插的那个管子是做什么的?

肺部手术之后大多会放置胸腔引流管,这个引流管一端放置于胸腔之内、肺之外,另一端会接一个引流瓶。胸腔引流管的作用相当重要,简单说就是排水排气,促进健肺的复张,维持胸腔内的负压环境。因为手术后胸腔会有渗出的积液,这些积液通过引流管排出体外;另外,手术中肺处于压缩状态,引流管使胸腔残气排出,保证了术后肺复张。

为什么医生会在术后鼓励患者咳嗽

医生多会在手术后鼓励患者咳嗽,就是希望通过咳嗽来使肺膨胀,使胸腔内的积液和积气通过引流管排出体外。肺复张的好坏很大程度上决定了术后恢复的快慢,所以术后患者应积极主动咳嗽,以有利于恢复。

102 肺癌手术后留置的胸腔闭式引流管,患者应注意什么?

肺癌术后行胸腔闭式引流,以排除胸腔内的积液和积气,使余肺扩张。患者在带管期间,保持抬高床头至少30°,可取半卧位,以利于引流。活动或更换衣物时要小心,防止牵拉引流管导致脱出。尽量不要使引流管打折、扭曲、阻塞,以免造成引流不畅。不要让胸瓶倾斜或高于胸部,防止气胸的发生。患者下地活动时,引流瓶的位置应低于膝盖且保持平稳,保证长管没入液面下。当引流管与接口处出现脱落时,请不要私自插回,及时通知护士。引流管周围出现渗漏时,请及时通知医护人员给予处理。

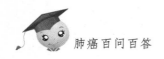

103 术后胸管难以忍受,什么时候可以拔除胸管?

术后患者往往会问:"医生,我的胸管什么时候可以拔呀?"的确,带管往往给患者带来了痛苦和不适,影响活动,但是胸管什么时候能够拔不是单看几天来决定的。如前所述,胸管的目的是使肺膨胀,排除积液及积气,所以首要的条件是肺充分膨胀起来,胸腔内没有残腔;另外还要看胸腔引流积液的颜色和引流量,引流液颜色较红可能是有出血情况,引流较多也不能拔管,因为此种情况下拔管会使积液存于胸腔,压扁肺,导致肺不张、感染等情况。所以医生会根据肺膨胀情况、胸腔引流液的性状和引流量来确定患者拔管时间。一般拔管之后恢复就很快了。

104 肺癌的治疗是否受其他内科疾病用药的影响?

不同的治疗方式与内科用药还是有一定原则的。比如,手术前应停用阿司匹林等抗血栓形成药,以减少术中出血;化疗期间,停用或减量对肝肾功能影响较大的药物。

105 术后恶心、呕吐怎么办?

目前用来预防和治疗术后恶心、呕吐的药物主要有以下三大类

- 5 羟色胺 3(5HT3)受体拮抗剂:如昂丹司琼、格拉司琼、托烷司琼、雷莫司琼等,这类药物的化学结构相似,药效和副作用相近。常见副作用为头痛、头晕、便秘、腹泻,通常程度轻微易于处理。血流动力学改变及锥体外系反应均少见。心电图改变,如 QT 间期延长等,虽偶有出现,但并无临床意义。这类药物预防和治疗术后恶心呕吐的效果均较好,目前临床应用逐渐增多。
- 传统抗吐药:包括丁酰苯类、苯甲酰胺类、酚噻嗪类、抗组胺类、抗胆碱能类药物,目前应用较多的有氟哌利多和甲氧氯普胺,后者一般仅用于发生呕吐后的治疗,而氟哌利多作为预防性用药效果较好。
- 其他药物:如地塞米松,术前给药预防术后恶心、呕吐的效果优于术后给药。发生呕吐后用地塞米松治疗往往无效。

106 术后饮食应注意什么?

以清淡饮食为主,术后不应吃得太饱,避免加重胃肠道及心脏负担。

107 术后伤口疼,怎么办?

手术后的疼痛刺激会使体内各系统均产生不良影响,延缓了身体的复原。术后疼痛不仅仅给患者带来身体上的痛苦和心理上的负担, 还可能会使患者的胃肠道功能、心肺功能、凝血功能、内分泌代谢等出现异常,引起各种并发症,严重影响患者的术后康复。术后止痛能改善这类情况。①口服止痛药,最常用,这种止痛方法对患者的影响很小。②肌肉注射止痛针,这是常规的手术后止痛方法,用在那些手术以后需要继续禁食禁饮的患者。优点是,疼痛可以很快缓解并持续一段时间,止痛药的一些副作用随着时间的推移会自行消失或减退;缺点是,如果手术创伤的影响较大,止痛作用减弱或消失后仍然会感到疼痛。③椎管内镇痛,将止痛药物单次或多次注入椎管

> **温馨提示**
>
> 止痛方式可以完全由患者自己控制,也可以由医师控制,还可以在医师的控制下让患者同时参与 (医师设置基本数据和安全模式, 患者在安全模式下可以追加药物满足自己的止痛需要)。镇痛泵中的药物可以是从静脉给(全身性),也可以注入椎管内(局限性)。

内,使神经传递痛觉的信号被阻断,这些神经支配的相应部位就能"不痛"或"少痛"。一次给药可以维持一定的时间,多次给药则需要将专门的导管留置在椎管内。④镇痛泵止痛,这是借助"机器"(泵)进行自动或手动给药的止痛方法。镇痛泵有靠弹性回缩给药的机械泵,也有靠电脑设置数据的电子泵。

108 术后为什么还会咳嗽,一咳嗽我就疼痛难忍,怎么办?

术后咳嗽是患者术后恢复最为重要的一环。术后咳嗽不仅可以加速肺复

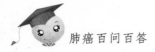

张,而且可以咳出脓血性分泌物,减轻肺部感染,加速恢复。因咳嗽而造成的伤口疼痛比较常见,应根据疼痛的性质以及疼痛程度给予对症处理,往往可以取得不错的效果。

109 术后为什么要进行肢体活动?

机体活动是为了改善/加快血液循环,减少下肢形成血栓的概率,提高心肺功能,加速恢复进程。

110 如何预防术后血栓?

术后静脉血栓是常见的并发症。对于静脉血栓的预防,从以下几点做起。首先,术后应对肢体进行活动,不能活动的患者,家人可以根据情况协助患者活动肢体,这样可以避免血液在局部瘀积,形成静脉血栓;第二,进清淡易消化的饮食,多食水果蔬菜,预防大便干燥;第三,可以根据情况少量应用抗凝药物预防静脉血栓的形成。

111 糖尿病患者术后饮食上有哪些注意事项?

糖尿病患者术后仍以糖尿病饮食为主,米汤、面汤等淀粉浓度高的不得食用,油炸类食品不能吃,应增加优质蛋白摄入,以加速恢复。术后仍应密切监测血糖水平。

112 术后体位需要注意哪些?

术后体位应注意

- 患者意识未恢复时取平卧位。头偏向一侧,以免呕吐物、分泌物吸入而致窒息或并发吸入性肺炎。
- 血压稳定后,采用半坐卧位。
- 肺叶切除者,采用平卧或左右侧卧位。
- 肺叶切除术或楔形切除术者,应避免手术侧卧位,最好选择健侧卧位,以促进患侧肺组织扩张。
- 全肺切除术者,避免过度侧卧,可采取1/4侧卧位,以预防纵隔移位和压迫健侧肺而导致呼吸循环功能障碍。

- 若有血痰或支气管瘘者,取患侧卧位并通知医师。
- 避免采用垂头仰卧式,以防因横膈上升而妨碍通气。
- 若有休克现象,应抬高下肢或穿弹性袜,促进下肢静脉血液回流。

113 肺癌手术需要放置导尿管吗?

肺癌手术均为全麻手术,术后患者不能下床活动,还会出现尿潴留等并发症,所以术中需要留置尿管,使尿液顺利排出,以便于观察尿量,促进麻醉药代谢物快速排出体内。一般术后 3~4 天拔除。

114 静脉输液都有哪些途径?

静脉输液途径包括外周静脉留置针、中心静脉导管(CVC)、经外周静脉置入中心静脉导管(PICC)、输液港(PORT)以及输液附加装置。

应用外周静脉留置针输液对外周血管的刺激性较小,可减少药液外渗风险及反复穿刺的痛苦。留置时间一般不超过 72~96h。

长期反复输注高渗性、高刺激性营养液极易引起局部血管受损,形成静脉炎,导致局部肢体肿胀不适。最好选择中心静脉导管,包括经外周静脉穿刺置入中心静脉导管(PICC)和中心静脉导管(CVC),常见的是经锁骨下静脉、颈内静脉等部位置入。两种导管均为安全、可靠、操作方便的技术。PICC 留置的时间为 1 年,CVC 导管留置的时间为 1 个月。导管在留置期间,护理人员应定期进行冲封管、更换贴膜、更换接头等维护工作,以保证导管的有效使用,减少导管相关并发症的发生。患者及其家属应保护好导管,不可随意牵拉,防止导管脱出。外敷贴膜一旦有卷边、脱落,导管局部有渗血、渗液、出汗等情况,应及时通知护理人员进行更换。

输液港是一种全植入于人体内的闭合输液系统,需由医生经手术置入。置入成功后,仅需使用无损伤针插入输液港相应注射座即可连接中心静脉,进行静脉治疗。这种输液管路不影响患者形象,不妨碍患者的日常生活,如洗浴、社交等,提高了患者的生活质量,且留置时间更是长达 5~10 年,治疗间歇期仅需

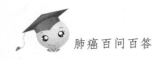

每个月维护一次。

115 置入中心静脉导管,有什么风险吗?

患者因治疗的需要需进行中心静脉置管术,避免了反复穿刺给患者带来的痛苦,但在置管术中和术后可能会出现一些并发症包括:①个体差异不同,血管变异,可能会出现穿刺失败;②导管易位;③气胸;④出血或血肿;⑤导管栓塞、导管堵塞;⑥感染;⑦液体溢出;⑧纤维包裹膜形成;⑨血栓栓塞;⑩麻药过敏;⑪脱管的危险。

置入中心静脉导管时及留置期间,医护人员均会做好防范措施,减少相关并发症的发生,同时做好导管的维护工作,保证导管的正常使用。护理人员也会每日评估导管留置的必要性,一旦出现相关并发症,会及时采取相应措施,做好处理。

116 为什么手术后患者常会发热?

肺癌手术术后发热是常见的现象,原因包括术后吸收热、肺部及胸腔炎症等。术后医生会通过监测血常规、降钙素原、床旁胸片、痰细菌培养等指标评估患者病情,应用和调整抗生素,从而达到控制炎症、快速恢复的目的。患者术后练习咳嗽咳痰对于肺癌术后的恢复至关重要,有力的咳嗽咳痰可以显著减少肺感染的发生,缩短恢复时间。

117 术后缝线何时拆除,有什么注意事项?

肺癌手术切口的处理和拆线根据手术方式不同而存在差异。一般来说,需要拆线的包括手术切口和放置胸腔引流管的管口。目前很多医院已采用可吸收缝线缝合手术切口,这样的切口是不需要拆线的,缝线在皮下一段时间以后可以被吸收。对于固定胸腔引流管的缝线是需要拆除的,一般在拔除胸腔引流管后10~14天左右拆线。术后需保持手术切口的清洁、干燥,必要时在门诊或社区诊所换药。如发现切口红肿、渗出,需要及时和主管医生联系处理。

118 为何肺癌患者需要营养支持治疗,为什么肺癌术后患者不能多输液体?

肺癌患者能不能够补充营养?很多民间说法是术后不吃"发物",也有的说"增加营养会使肿瘤长得更快",这些说法是没有科学依据的。西医通过研究发现,肿瘤患者多处于营养缺乏状态,尤其是疾病处于进展阶段的患者。适当补充营养,有益于增强体质,使人体更好地战胜肿瘤。临床观察发现,肿瘤患者体重增加是预后较好的标志。尤其是术后患者,恢复需要高热量及充足的氨基酸,适当增加营养有利于患者恢复。

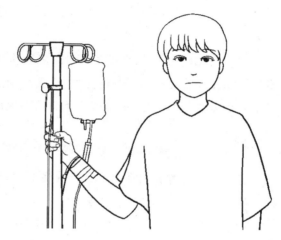

但是,肺癌术后患者往往不建议过多输液,因为肺除了是呼吸器官以外还是容纳血液的地方,切除一部分肺就减少了容纳血液的地方,因此如果补液过多或过快就可能导致肺水肿、心衰。所以术后只要能够正常饮食,肺科医生会控制输液量,通过饮食补充营养是最佳的方式。

119 术后患者体质虚弱,为什么不输点蛋白?有哪些注意事项?

术后的虚弱未必与清蛋白有关。如果术后身体状况差医生会检查血中清蛋白量,如果过低,就会补充清蛋白,如果只是轻度减低,那么通过增加营养,促进蛋白合成也能够达到此目的。而且清蛋白属于血液制品,我们都知道,使用血液制品有一定风险,因此应尽量减少不必要的输注。清蛋白还可能引起过敏,所以即使使用的话,医生也会注意尽量输蛋白之前使用抗过敏药物。

120 肺癌的化疗、新辅助化疗、辅助化疗各指的是什么意思?

随着医学的进步,一些新的疗法的产生,治疗也被归成几类。化疗是化学

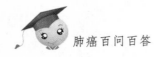

药物治疗的简称,其实很多疾病都用到化学药物的治疗,但由于肿瘤类疾病的特殊性,其使用药物又与一般疾病不同,因此,化疗一般只用于肿瘤类疾病的药物治疗。

新辅助化疗是近些年出现的一个概念,是指对于能够手术的患者暂不行手术,而是先使用化疗控制体内微小病灶,缩小肿瘤,为手术创造更有利于完全切除条件的治疗模式。肺癌的新辅助化疗多用于局部进展期的肺癌患者,通过化疗药物使病变得到初步控制(病变缩小)来增加患者切除率和生存率的治疗方法。

而辅助化疗则是在肿瘤完全切除之后为预防复发和转移而采用的治疗。术后辅助化疗能延长患者的生存期,这在临床上已经得到证实。但不是所有患者术后都需要辅助化疗,下面就会谈到辅助化疗的问题。

121 手术后,影像学检查已经观察不到肿瘤,还需要治疗吗?

手术后的患者多数临床上已经观察不到病灶,这时候还需要治疗吗?这时的治疗又是希望达到什么目的呢?

对于多数手术后肺癌患者而言,复发和远处转移是需要面对的问题。手术可以切除肉眼可见的病变,可以做淋巴结清扫以阻断肿瘤转移的途径,但是肿瘤仍然有可能在体内潜伏。这时候的治疗属于预防性治疗,防止今后出现复发或转移。这里所说的潜伏其实是为了便于理解,因为就目前医学水平而言,其实很难解释完全性切除术后为何会出现复发或转移。对于多处纵隔淋巴结有转移的患者,由于其复发风险较高,往往会建议患者行胸部放疗以预防胸部的复发。这种放疗可以称作术后辅助放疗。

总而言之,完全性切除术后有一部分患者尽管没有临床观察到的病灶,但是仍需要预防性放化疗,以减少复发和转移的风险,延长患者的生存时间。

122 手术后多久做放疗、化疗比较合适?

如果按照患者分期,术后需要做放疗或化疗的话,一般从术后 1 个月左右开始实行。当然,前提是患者术后身体恢复已无明显的不适。放化疗前医生也会对患者进行检查，主要是查血常规、肝肾功能，以保证身体能够承受化疗或放疗。身体恢复状态是能否行术后治疗的关键。如果身体状况不佳，很难想象患者能够从放化疗中获益，能看到的只是放化疗的副作用而已。一般需要做术后辅助化疗与放疗的患者，多进行 1~2 周期化疗之后再行胸部放疗，因为化疗是全身控制的基础，而且这段时间也能够使患者术后胸腔内损伤更充分愈合，减少放疗带来的并发症。

> **温馨提示**
>
> 一般化疗每 3 周 1 次，4 次化疗大约需要 3 个月左右；放疗根据方案和剂量不同，一般 1 个月左右的时间。

123 哪些肺癌患者需要做新辅助化疗？

前面谈到了手术前的新辅助化疗，那么到底哪些患者需要行新辅助化疗呢？需要新辅助化疗的患者多指考虑能够手术切除的患者，按照目前分期而言，病变属于 IIIA 期的患者需要行新辅助化疗。因为这部分患者或者是肿瘤侵犯重要脏器，或者是有纵隔淋巴结的转移。新辅助化疗一般 2 个周期，化疗 2 个周期后复查胸部情况，根据化疗后的情况来决定患者是否需要行手术切除。

如果化疗有效，那么此时手术是患者最佳选择；如果化疗后病变进展，那么即便是勉强手术患者也很难从手术中获益。其原因我们可以很粗浅地想象，如果化疗不能够控制，那么这种肿瘤类型属于难治型肺癌，对于难治型的肺癌，手术也不能给患者带来更多益处。所以一少部分原本可行手术的患者因病变进展而化疗后无法手术。尽管我们为失去这个手术机会而感到遗憾，但是客观地讲，这样的患者即便一开始便采取手术治疗，手术给患者带来的益处也未必很大。

124 哪些患者需要做术后辅助化疗？

不是所有的患者都需要行术后辅助化疗。需要术后辅助化疗的患者是有严格适应证的。临床上，肿瘤大于 4cm 的患者一般才考虑行化疗和(或)区域淋巴

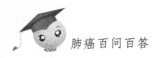

结转移或者是病理类型恶性程度比较高的患者。这种化疗叫作术后辅助化疗，一般 3~4 个周期，更多的周期也不能够给患者带来更多好处，应根据病理结果选择适合的化疗方案。而对于病变小于 3cm 的患者，如果没有其他危险因素的话则不适宜化疗，因为这样的患者术后复发可能性很小。这时化疗给患者带来的副作用大于好处，而且多数患者化疗也不能够改善生存时间。

125 肺癌化疗常用的药物和方案有哪些？

肺癌化疗药物主要是以铂类为基础的化疗，目前所采用的药物一般称作三代化疗药物。铂类主要是顺铂和卡铂，两者在临床上使用最多，这两种药只选择一种。除了铂类以外，目前常用的药物还有：长春瑞滨、吉西他滨、紫杉醇、培美曲塞、多西他赛。其中培美曲塞一般建议用于非鳞癌，如腺癌和大细胞癌，鳞癌并不适合使用培美曲塞。医生会根据患者病理类型和患者的特点选择上面的药物。吉西他滨的一个比较突出的副作用是血小板减少，这一点应尤为注意。培美曲塞是近些年比较推崇的一种药物，其在保证对腺癌有效的基础上，主要优点是副作用小（如很少脱发），更重要的是血液学副作用明显减低，这样就能够使患者的不良反应更轻，更有利于化疗的进行。如果患者既往有肾脏病变，那么医生可能更倾向于选择卡铂联合其他一种化疗药物。如果患者比较担心脱发，可以选择培美曲塞这种脱发作用很轻的药物。

上面这几种化疗药物主要用于非小细胞肺癌。小细胞肺癌由于化疗敏感性较高，使用药物与上述药物略有不同。最常用的化疗方案是依托泊苷+顺铂。此方案尽管使用很多年了，但是经临床证实疗效能够超越这个方案的药物还没有找到。某原因是对大多数初治的小细胞肺癌患者都会对这个方案有效。近年来将伊立替康用于小细胞肺癌也取得了不错的疗效。

温馨提示

一般来讲，顺铂与卡铂疗效相当，只是副作用不同，顺铂主要副作用是肾毒性，恶性呕吐比卡铂明显；卡铂的主要副作用是血液学毒性，即白细胞减低、贫血等。

126 肺癌的化疗方案有哪些？

根据化疗的目的,化学疗法可分为姑息、辅助和新辅助化学疗法。

(1)姑息化疗:以最大限度杀灭体内肿瘤细胞以达到治疗肿瘤的目的。这类化疗的患者一般为晚期肿瘤,多有远处转移和多发转移;或者局部肿瘤侵袭主要脏器和血管,无法手术切除;或因患者存在严重的手术禁忌证,不适宜采取手术治疗。

(2)术前化疗或诱导化疗:在手术或局部放疗前使用的化疗,达到使肿瘤缩小、增加手术切除率、缩小手术范围或提高放疗疗效的目的。这类患者一般尚无远处转移病灶或仅有孤立转移病灶,但局部肿瘤相对较晚,不宜手术切除;通过辅助化疗和(或)放疗,有可能使肿瘤缩小到适宜手术切除。

(3)辅助化疗:在手术或放疗后,对可能存在的微小转移或残留病灶进行化疗,以达到防止肿瘤复发和转移的目的。这类患者多为手术后患者,体内大部分肿瘤已被切除,但肿瘤分期偏晚,有微小肿瘤残留的可能,需要通过化疗干预。

根据注药方式,可分为三类

- 静脉化疗:这是最常用和最普遍采用的治疗方式。
- 动脉化疗:可以通过在介入引导下,对肿瘤的主要供血血管进行注药,可以增加药物浓度,减少全身化疗反应。
- 局部化疗:伴有恶性胸腔积液、恶性心包积液者,通过局部用药,可控制或延缓积液的生成。

127 肺癌的化疗原则有哪些？

(1)KPS<60 或 ECOG>2 的肺癌患者不宜进行化疗。

(2)白细胞少于 3.0×10^9/L,中性粒细胞少于 1.5×10^9/L、血小板少于 60×10^9/L,红细胞少于 2×10^{12}/L、血红蛋白低于 8.0g/dL 的肺癌患者原则上不宜化疗。

(3)肺癌患者肝、肾功能异常,实验室指标超过正常值的 2 倍,或有严重并发症和感染、发热、出血倾向者不宜化疗。

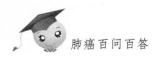

(4)在化疗中如出现以下情况应当考虑停药或更换方案：

治疗2个周期后病变进展，或在化疗周期的休息期中再度恶化者，应当停止原方案，酌情选用其他方案；化疗不良反应达3~4级，对患者生命有明显威胁时，应当停药，下次治疗时改用其他方案；出现严重的并发症，应当停药，下次治疗时改用其他方案。

(5)必须强调治疗方案的规范化和个体化。必须掌握化疗的基本要求。除常规应用止吐药物外，铂类药物除卡铂外需要水化和利尿。化疗后每周2次检测血常规。

(6)化疗的疗效评价参照WHO实体瘤疗效评价标准或RECIST疗效评价标准。

128 化疗前需要进行哪些检查？

对于未确诊的初治患者，首先需行支气管镜检查、针吸细胞学检查、纵隔镜检查等，并取病理以明确肺癌诊断及病理类型，行MRI、放射性核素骨扫描、超声或PET-CT等检查，以明确全身其他部位有无转移，行血生化、相关肿瘤标志物、流行病学及常规检验、心电图检查，以了解患者的一般状况以及是否适于采取相应的治疗措施。而对于再次化疗的患者，每次化疗前需行血生化、相关肿瘤标志物及常规检验、心电图检查等。

129 肺癌化疗常见药物有哪些不良反应及处理措施？

化疗药物的毒副反应主要为骨髓抑制（白细胞、血小板、血红蛋白、粒细胞减少），导致出血、感染等；消化道反应（恶心、呕吐、腹泻）；皮肤黏膜反应；肝功能异常；肾功能异常；心功能异常；神经功能异常；电解质异常等。

(1)骨髓抑制。造血功能障碍是化疗中最常见的一种副反应。血液毒性反应化疗药物可抑制骨髓造血功能，其临床表现主要是引起周围血液白细胞、红细胞、血小板减少，机体抵抗力下降，此时患者很容易感到乏力、精神淡漠、反应迟钝，更严重的是引起感染，如败血症，其次是引起出血倾向，表现为鼻出血、病灶出血、皮下出血或内脏出血，严重者可危及患者的生命。

遵医嘱定期检查血常规,严密观察血象变化,以便医生及时调整用药(慎重化疗或立即停药)。通常白细胞<$2.0×10^9$/L、粒细胞<$1.0×10^9$/L、血小板<$50.0×10^9$/L、血红蛋白<80g/L,需要对症处理,必要时输入新鲜血或成分血;严重的白细胞减少患者,最好进入无菌防护设备室。患者要注意休息,加强营养,增加机体抵抗力;做好心理疏导,减轻思想顾虑。

(2)胃肠道反应。是化疗最常见的不良反应之一,75%的患者在接受化疗的过程中,会出现一些毒性反应,如厌食、恶心、呕吐、腹痛、腹泻等,伴随周身不适感,严重者会引起脱水,致使营养"入不敷出"。按照发生时间,化疗所致恶心呕吐通常可以分为急性、延迟性、预期性、突破性及难治性5种类型。对于延迟性呕吐,以药物控制为主;对于急性呕吐、预期性呕吐、突破性呕吐,预防比治疗更重要,根据患者的反应程度,在化疗前给予不同类型的止吐药。

对于化疗所致的恶心呕吐的预防可以从以下两个方面进行。

非药物性预防,首先,加强心理护理,恶心呕吐是化疗患者最为恐惧的症状,应耐心向患者解释,说明化疗所致的恶心呕吐是可以控制的,积极帮助患者克服恐惧心理及紧张焦虑情绪。其次,加强饮食护理,正确指导患者饮食。化疗前进食清淡、易消化、刺激性小的食物,避免食用油腻食物及饮冷水,多食蔬菜和水果,适当增加活动,防止便秘,化疗前12h限制饮水;第三,采用心理暗示、感觉转移疗法有助于减轻恶心呕吐,如化疗过程中含口香糖及糖块,让患者去看电视、听音乐等。

药物性预防,目前已证明加大止吐剂的剂量,改变给药时间或止吐剂的联合应用均能有效控制化疗所致的恶心呕吐。

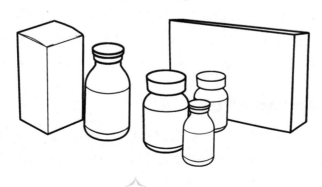

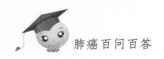
（3）心脏毒性。紫杉醇、多西紫杉醇等肺癌常用化疗药可引起心脏毒性。近期急性心脏毒性反应主要表现为窦性心动过速、心律失常、传导阻滞等,停药及对症处理后常是可逆的。迟发的心脏毒性反应主要表现充血性心力衰竭。

化疗前全面评估患者的心脏功能状态,以便决定化疗方案。可采用心电图、左心室射血分数、动态心电图等监测以早期发现心肌损害,根据病情给予保护心肌、抗心律失常、强心、利尿等对症治疗。

（4）脱发。由于多数抗癌药物对癌细胞的选择性作用仍不理想,在杀灭或抑制癌细胞的同时,对生长较快的组织器官,如骨髓、淋巴细胞、胃肠道黏膜、毛囊等,均可造成不同程度的抑制与损伤。某些抗癌药物在阻止肿瘤细胞的同时,又可抑制毛球的有丝分裂,使毛根细胞不能更新而致脱发。

脱发常常发生在化疗 2~3 周后, 目前尚未见有关使用药物来减轻及预防脱发的报道。常采用头置发带、止血带阻断法、头颈部使用海绵持续冷敷及使用冰帽等方法, 使局部血流受阻或缓慢, 以减少化疗药物对毛囊的抑制及损伤,从而有效地预防和减轻脱发。化疗后患者出现毛发脱落,停药后一段时间恢复正常,患者可暂戴假发,出现皮肤瘙痒可搽止痒药,切勿抓挠。

（5）手足综合征。肺癌常用药物中多西紫杉醇及一些新型的多靶点抗血管生成靶向药物可引起手足皮肤反应。当发现患者手掌和足底皮肤有轻度充血伴刺痛时,应首先明确诊断。手足综合征虽不会危及患者的生命安全,但却能明显影响患者的日常生活, 时有因不良反应而减量或停药甚至更换治疗方案的情况发生。

确诊为手足综合征后,在医生指导下调整药物治疗的剂量,严重时应及时停止给药,并辅以维生素 B6 治疗。同时告知患者多饮水,每天至少饮水 2.5L,以加快机体对药物的排泄,降低其对肾脏的毒性。手足综合征是一种能够治愈的不良反应,且愈后不影响手足美观。

130 如何预防化疗不良反应?

从患者角度来说,化疗前需要调理好身体的基本状态,保持良好的睡眠、饮食及大小便,并保持积极、良好的心态;从医生角度来说,化疗前及化疗过程

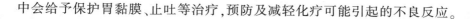

中会给予保护胃黏膜、止吐等治疗,预防及减轻化疗可能引起的不良反应。

131 为什么每次化疗,医生护士都不建议患者外周静脉输液?

由于化疗药物本身的浓度及酸碱度会对血管造成伤害,引起静脉炎的发生,一旦出现化疗药物外渗还会造成组织坏死,因此为了保护血管建议患者在治疗期间选择中心静脉置管,如输液港(PORT)、锁骨下静脉置管(锁穿)或经外周静脉置入中心静脉导管(PICC)来保护您的血管。

132 生物治疗的优点有哪些?

与传统治疗方法不同,生物治疗通过活化机体的免疫系统来识别、消灭存在于人体内血液和淋巴中的癌细胞,恢复和增强机体抗癌功能。目前已知生物治疗在多种实体肿瘤(如肺癌、肝癌、黑色素瘤、肾癌等)的术后辅助治疗中有明显疗效;对于中晚期患者,生物治疗与放化疗联合应用可以清除残余癌细胞,延缓肿瘤进展;另外,生物治疗在治疗肿瘤的同时,还具有免疫调节和自体细胞修复作用,可以减轻放化疗引起的消化道症状、促进体力恢复等。

133 肺癌生物治疗的禁忌证有哪些?

(1)对所用生物试剂过敏者。

(2)怀孕或哺乳期。

(3)合并严重自身免疫性疾病。

(4)器官功能衰竭者:

器官功能衰竭者的肺癌生物治疗禁忌证

- 心脏,IV 级以上。
- 肝脏,达到国内肝功能分级 C 级以上。
- 肾病,肾衰竭及尿毒症。
- 肺,出现严重的呼吸衰竭症状,并累及其他脏器,如肝、肾功能。
- 脑,脑转移并伴意识障碍者。
- 合并严重的出凝血障碍。
- 合并严重感染性疾病。

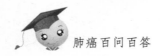

● 合并严重的精神障碍。

● T 细胞淋巴瘤患者。

● 合并 HIV 感染的患者。

● 合并其他严重危害生命的疾病。

另外,预计生存期小于 3 个月患者、器官移植患者也应慎用。

134 晚期肺癌患者治疗有意义吗?

肺癌患者,尤其是晚期肺癌患者总是有这样的疑虑:"医生,我们周围某某晚期肺癌,化疗也做了,放疗也做了,但后来人还是没有了,所以我们不想受罪,因为反正也治不好。"这是一种非常错误的观点,原因很简单,像肺癌这样的疾病,尤其是晚期肺癌,治疗的目的并不是完全性治愈,治疗主要的目的是延长患者生存时间,改善患者生存质量。

首先说生存时间,临床研究已经证实,对于晚期肺癌,治疗与不治疗相比,治疗的患者生存期更长。这一点在临床观察上得到的结论也是如此。之所以会给大家感觉治疗没有效果,主要是因为晚期肺癌本身预后比较差,而且疾病发展趋势很多时候不容易改变,就如同所有人从出生到死亡的这个过程一样,整个过程是无法逆转的。有一个比喻我觉得很生动:医生好比是园丁,他能够给花草浇水、施肥、修剪枝叶使它们生长得更好,使它们避免害虫的侵害,但是当冬天来临的时候所有花草都会枯萎,园丁是不能够改变这个趋势的。人生的过程也是如此,所以要正确看待疾病与治疗。随着科技的进步,医疗水平的提高,晚期肺癌患者的生存率已经比之前提高很多。若干年以前晚期患者能够存活到 1 年以上的是很少见的病例,多数都会在 1 年之内出问题,而今随着药物和诊疗技术的进步,晚期患者生存达到两年甚至 3 年以上的比比皆是。这已经是很大的进步了,但是人们的要求总是更好,所以只有更多的进步才能够逐渐来满足人们的期望。

其次说说治疗对患者生存质量的影响。近十年靶向治疗的出现使部分晚期肺癌患者可以不必承受化疗的痛苦,一天一片药就能够控制疾病,生存质量的改善毋庸置疑。即便是放化疗给患者带来一定痛苦,但如果不治疗任由疾病进展，给患者带来的痛苦不是更多吗？目前化疗药物和止吐药物进步很快，很多患者对化疗都能够很好地耐受，有人甚至不以为自己在做化疗，因为几乎没有什么明显不良反应，与多数人认识的传统化疗的那些严重副作用大大不同了。放疗技术也是日新月异，疗效也越来越好，副作用也会越来越小。

所以说，对治疗一定要有信心，即便是晚期患者，只要是身体状况比较好依旧有治疗价值，应当积极地治疗。即便是一些身体状况不好的患者，对症使用合适的治疗也能够达到改善生存质量、延长生存时间的目的。

135 化疗患者的饮食需注意些什么？

化疗期间饮食无特殊要求。但是由于化疗药物多数会有胃肠道反应，患者化疗之后往往会食欲不佳，所以化疗后建议患者清淡饮食，避免油腻及刺激性食物，这样可以减少恶心、呕吐的发生。另外还可以多食用一些蔬菜、水果，这些食物会使患者保持较好的胃口。如果患者化疗后无明显恶心、呕吐等不适症状，则食物依患者自身需求而定，不一定非要限制患者饮食。同时由于食欲会变差，一定要保证摄入量，如果吃饭比较少，可以多饮水，可以喝些糖盐水，自己配制就行，以保证充足的水分摄入，保证机体代谢，使患者尽快度过不良反应期。另外，由于化疗后身体会比较虚弱，建议患者化疗后多休息，避免过度劳累或过多的运动，放松心情，待身体恢复之后再适当锻炼。

136 化疗期间如何应对感染风险？

化疗后的一个重要副作用是骨髓抑制，短期的主要表现是白细胞降低，这也是医生比较担心的一个问题。众所周知，白细胞是人体抵抗外界感染的细胞，对人体免疫力的构成起着重要作用。严重的白细胞降低会引起发热。这种发热并不一定是感染引起的发热，但是如果此时遇到致病菌就容易合并感染，那么就变得很危险了。

应对感染，首先要及时复查血象，注意白细胞情况，因为白细胞低很多的患者并没有明显不适。由于骨髓抑制是在化疗后逐渐显现出来，所以一般化疗后每周都要复查血常规，了解白细胞动态变化情况，如果白细胞低要及时用

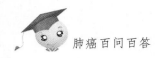

药。粒细胞集落刺激因子是提升白细胞最有效的药物,此外也有一些口服提升白细胞药物,有一定作用。

及时复查血象,这样能够及时知道白细胞情况,避免白细胞低导致的发热和感染。

137 化疗真的有效吗?

关于化疗副作用与疗效的问题至今很多人仍存有疑问。这并不奇怪,因为化疗之后给人印象深刻的是化疗副作用,似乎疗效往往被人忽视。事实上,关于这个问题已有临床研究给了我们答案,对于体质状况较好的患者,即便是疾病的晚期,化疗依然比仅做支持治疗的患者活得更长。不但生存时间上如此,从生存质量上看化疗也能改善患者疾病所导致的生存质量下降。因为尽管化疗会带来副作用,但是不治疗患者的症状恶化也会使患者承受更多的痛苦。所以任何事物都有两面性,尽管有副作用,但是化疗带来的益处是更多的。

不过也有例外。如果患者身体状态很差,如白天大部分时间需要卧床,那么采取化疗也一定要慎重,因为这样的患者从化疗中获益的机会很低,而是否能够耐受化疗就是一个很重要的问题了,要权衡两者的利弊。

138 化疗时为什么会脱发,如何应对?

很多化疗药物都有脱发这个副作用,当然也有无明显脱发作用的化疗药。这是因为化疗主要作用于生长旺盛的细胞,如肿瘤细胞,但是对人体正常的生长、分裂旺盛的细胞作用也更明显,如头发。因此,很多化疗的患者会脱发。其实脱发对生存质量并无影响,关键是心理上要接受这个事实。脱发不会在化疗时出现,会在化疗几天之后逐渐发生,但是这种脱发是可逆的,也就是说,在停

温馨提示

另外要尽量少去人多的场所,减少被感染的可能,室内保持通风,外出时可以戴上口罩,减少接触染源的机会,这样会减少感染的发生。适当增强营养,保持充足饮水,也有利于减少化疗期间的不适和感染的可能。

止化疗之后头发会逐渐再长出来的，很多患者新长出来的头发甚至比之前的更好。如果有脱发，可以在脱发之前将头发剪短，这样带给患者心理上的阴影就会好些，同时可以带帽子或佩戴假发，关键是心理这关要克服。

139 化疗的反应越大越有效吗？

化疗反应大是不是说明药物起作用了？会不会效果也更好？这个问题的回答其实很简单，如果有一种药完全没有副作用而又特别有效，你会不选它吗？肯定不会。我们最希望的药物是效果好而没有副作用的药物，所有化疗药的副作用是我们应尽力避免的，化疗的疗效与副作用并无明显关系。其实，很多时候也有医生说这样的话，其目的倒不是想说副作用越大越有效，主要是对患者有一种安慰或暗示的作用，在心理上会因此而感觉好些，鼓励患者，增强患者战胜疾病的信心。不但如此，由于现在化疗药物的进步，化疗的副作用越来越轻，而疗效越来越好了。

我们不应过分惧怕化疗的副作用，出现什么副作用都积极面对就好。除了常规的化疗药物之外，靶向治疗药物副作用最小，但是对于那些敏感的患者有效率会比化疗还高。

140 老年患者能耐受化疗吗？

患者是否能够做化疗不取决于患者年龄，主要取决于患者的身体状态，现在最常用的是身体状态评分。一般而言，化疗前需要查血常规、肝肾功能，这些是对患者耐受的客观指标，当然也要看患者既往有无其他疾病。如有高血压、糖尿病等一般都不影响化疗，只要合理控制好血压、血糖就行。另外，一般来讲患者平常生活能够自理，白天卧床时间少于50%也作为评价能否化疗的一项指标。如果患者症状较重，但其病理类型属于化疗敏感型，如小细胞癌，那么尽管化疗风险增加但是由于化疗对疾病会有比较高的控制率，所以也应该积极治疗。

我们再回到年龄这个问题上。如果患者高龄，同时合并肝肾功能障碍，或是身体状态很差，当然就不适合做化疗。但不能仅仅因为患者年龄大就不予治

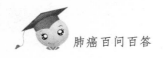

疗,这样同样会使患者丧失治疗机会。

141 患者化疗期间需要做好哪些防护和观察?

化疗前多数患者或家属都会比较担心,这是一种正常的心理反应,但化疗往往不像患者所想象的那样。

由于化疗前医生都会给止吐药物,所以化疗刚开始,尤其是当天一般是不会出现恶心甚至呕吐的,除了一些极为敏感的患者,或是非常强烈的导致呕吐的药物。对于一些可能导致过敏的药物,如紫杉醇,刚开始输化疗药的时候需要注意有无过敏反应,如脸红、胸闷、憋气等不适。如果输的时候没有这些反应,输完之后过了一段时间一般就不会有过敏了。还要注意输液部位有无红肿。有些化疗药物对血管刺激性较强,如果出现静脉炎等情况也要及时处理。化疗结束之后需要注意其他的化疗反应。化疗头几天,需要注意食欲,一般患者食欲会低下,有的伴有恶心,严重的会有呕吐,这时需要给予清淡饮食,避免油腻食物,如果进食少也尽量多饮水,可以加些糖、盐,这样可以保证摄入量,维持人体正常代谢,使患者尽快度过不良反应期。如果呕吐过于严重,无法经口进食,建议可以到医院输一些营养支持药物,帮助患者渡过难关。一般化疗 1 周左右需要注意的就是血象情况了,最容易低下的是白细胞、血小板,这时要记得去复查血象。因为白细胞低往往是没有症状的,一旦出现发热等不适症状那情况就比较严重了,所以要提前检查,及时发现和处理。如果白细胞低下,尽量避免去人多场所,家中保持通风,外出可带口罩,避免与有感冒症状的人接触,这些都是为了减少感染机会。严重的白细胞低下需要去医院使用提升白细胞药物以及做进一步治疗。多周期化疗后需要注意血色素,也就是血红蛋白低,即我们所说的贫血。治疗贫血主要是加强营养,促进机体血红蛋白合成。

142 是不是术后恶性的患者都需要接受化疗?

做手术的患者术前常会问:"医生,要是良性的还需要做化疗吗?是不是恶性的都需要做化疗呀?"关于这个问题要区分看待。良性的不需要做化疗,这个是没有什么问题的,而且良性的病变切除之后一般不会复发或转移。即便是恶性的肺癌,如果是早期也不需要做化疗。

肺癌手术的患者术后的病理分期是最准确的分期,除了告诉我们病理类型之外,完全性切除的患者还会明确淋巴结受侵犯的情况。完全性切除的肺癌患者,如果病理类型不是特殊的类型,而且无淋巴结转移,肿瘤又小于4cm,一般不需要化疗。如果肿瘤较大或是有周围组织的侵犯,则术后多需要做3~4次化疗,多做无益。不是完全性切除的患者术后一般需要做化疗或放疗。

为什么较小的病变不需要做化疗呢?这是由临床经验和许多临床研究所得出的结论。因为早期肺癌比较局限,出现转移和复发风险比较低,做化疗不但不能使多数患者受益,反而会给患者带来化疗的不良反应。换句话说,这样的患者给予化疗,化疗给患者带来益处的概率很低,相反,化疗的副作用却真真实实地存在。除了分期之外,是否需要做化疗也要看患者身体状况。如果患者高龄,或是合并比较严重的内科疾病,那么患者从化疗中获益的可能性也会明显降

温馨提示

有的患者会有担心,"医生,不化疗那不就是等着复发或转移吗?"这里想说的是如果不做化疗也不要过于担心,因为这说明你的疾病还处在比较早的阶段,积极的心态、健康的生活方式、按医嘱定期复查是避免复发及转移的最好方式。

低。因为这样的患者对化疗的耐受性比较差,副作用比较严重,因此相对于获益而言,副作用恐怕会更严重地影响患者生活,此类患者行术后辅助化疗也需要慎重。

143 医生会如何选择化疗方案,小细胞癌和非小细胞肺癌用药是否一样?

医生选择患者的化疗方案主要是根据患者的病理类型。这主要是基于疗效的考虑,其次会考虑副作用以及经济负担,比如腺癌,相对而言培美曲塞就属于那种疗效比较好且副作用比较小的药物。除了化疗之外,腺癌患者如果有基因突变,那么靶向治疗对肺癌的效果更好,副作用更小,靶向治疗也可能变

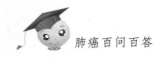

成首选治疗了。对于鳞癌患者目前新药不多,可选择紫杉醇、多西他赛、长春瑞滨、吉西他滨等,当然这些药物也可以用于腺癌的治疗。

初次化疗一般会将上述药物中的一种与一种铂类联合应用,例如顺铂或卡铂。铂类的选择主要是基于其副作用。卡铂的恶心及呕吐副作用轻,肾损伤小,但是骨髓抑制更明显;顺铂恶心及呕吐更常见,有一定肾毒性,但骨髓抑制较轻。而对于小细胞肺癌,初次治疗一般会选用依托泊苷联合顺铂或卡帕。尽管这个方案使用了几十年,但是疗效能超过这个方案的很少,绝大多数初治患者对此方案有效。除此以外,这个方案所需费用也比较低。所以目前临床一直在使用这个方案。

144 **什么是肺癌的靶向治疗,主要有哪些药物?**

近十几年新兴起的靶向治疗,其并不神秘,解开"靶向"这一面纱,其本质也是药物治疗,只是这种治疗不同于传统的化疗。所谓的靶向,是指药物的治疗针对明确的靶点,如肺癌最常用的几种靶向治疗药物就是针对人体的表皮生长因子受体这一靶点。这一受体在正常人体细胞膜上都会出现,如果这个基因发生突变,那么就容易形成肿瘤。突变了的受体对于靶向治疗药物特别敏感,而正常人体的表皮生长因子受体受药物影响很小。所以靶向治疗因为有明确靶点,所以对正常组织损伤较小。这是药物研发领域的一项进步。

常用的针对这一受体的药物有吉非替尼、厄洛替尼和国产的埃克替尼。这三种药物都是针对表皮生长因子受体,对于有这一基因突变的患者更有效。除了这些药物之外,还有另一类针对人体新生血管形成的靶向治疗药物,如贝伐珠单抗和恩度。这类药物并不直接导致肿瘤细胞死亡,而是通过抑制肿瘤新生血管形成来减少肿瘤营养成分供应,进而杀灭肿瘤细胞。这类药物往往需要与化疗连用,原因就是刚才所说的,它们本身并不直接杀灭肿瘤,直接杀灭肿瘤细胞主要还是靠化疗药物,单用这种抗血管生成的药物其效果并不明显。除了上述靶向治疗药物以外,还有针对其他靶点的药物,原理大体相同。

145 什么人适合靶向治疗,靶向治疗到底有效吗?

　　从上面关于靶向治疗的讲述中我们可以看出来, 有基因突变的患者更容易从靶向治疗中获益。那么什么人容易有基因突变呢? 从临床特征来看,不吸烟的患者突变比例高,腺癌患者突变比例高,与外国人相比,东亚人群突变比例高。在我国,不吸烟的腺癌患者中,有一半左右的患者有表皮生长因子受体的突变,适合靶向治疗药物。这无疑给广大晚期的肺癌患者带来福音。在有突变的患者中,靶向治疗效果可能会优于化疗,而其主要优点是副作用明显少于化疗。每天吃一片药相对于输液化疗而言其优势不容置疑,因此,适合靶向治疗的人群应当尽量争取靶向治疗的机会,不要放弃。尤其是对于那些身体比较差,甚至无法做化疗的患者,靶向治疗更是最佳的选择。但是对于没有突变的肺癌,尤其是吸烟的鳞癌患者,尽管也对部分患者有效,但总体而言有效率低,除非万不得已,一般不建议使用。

　　而对于刚才所说的抗血管生成的治疗药物,虽然其有明确的作用靶点,但是其治疗的优势人群并不明确,目前依旧只能针对特定的病理类型和病变特点选择用药。

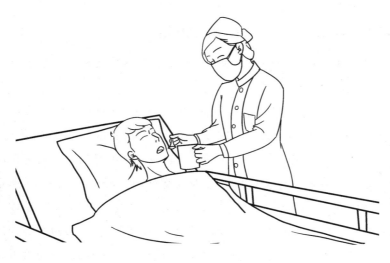

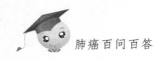

146 靶向治疗疗程多久比较合理，什么时候开始服用？

口服的靶向治疗药物一般是连续服用，直至疾病进展，或是出现了不可耐受的副作用才停药。如果疾病能够控制，那就要一直服用下去，多数患者可能在几个月之后出现耐药，时间长短因人而异。也有效果较好的患者可以长期服用至数年，而病情不进展。这一点也不同于化疗。对于有突变的晚期肺癌患者，可以在初次治疗时服用，如果初治时没有服用，那么化疗之后再服用也会有效。尤其是对于那些多次化疗均无效的患者，靶向治疗药物可能是患者不多的选择。

但需要强调的是，并不是所有有突变的患者都需要使用靶向治疗药物。比如早期肺癌完全性切除术后的患者，尽管有相当一部分患者在手术切除标本中检测到表皮生长因子受体的突变，但是不适宜马上应用，因为这种患者病变已被完全切除，盲目使用靶向治疗药物并不能够延长患者的生存时间。对于Ⅱ期或Ⅲ期术后有突变的患者，靶向治疗是否能够获益目前仍有争议。目前标准的治疗仍然是术后辅助化疗。有一些研究正是针对这一问题，在这些研究得出明确结论之前，靶向治疗不应急于使用于完全性切除术后的患者。

147 靶向治疗主要有哪些副作用，副作用大吗？

针对表皮生长因子受体的靶向治疗药物副作用比较轻微，最常见的是皮疹和腹泻，一般并不严重。

如果出现皮疹，应该避免日照，局部可以外涂一些药物避免感染，同时保持皮肤湿润。腹泻的患者可以服用止泻药物，如蒙脱石散、易蒙停等药物。这两个副作用对症处理就行，多数并不严重，一般随着使用时间的延长副作用逐渐会好转。还有的患者会出现甲沟炎，也是对症处理即可。另一种比较严重的副作用是肺纤维化。尽管这一副作用因其比较严重而受到重视，但是总体而言发生率比较低，不必过于担心。在治疗过程中应及时复查，有不适症状及时处理。如果副作用特别严重，一般可以选择减量甚至停药。停药的部分患者可尝试再次服用，如果副作用好转，可以耐受，也可以继续服用。

148 放疗是如何杀灭肿瘤细胞的？

放疗是以利用放射线（如放射性同位素产生的 α、β、γ 射线）杀灭肿瘤细胞，属于肺癌局部处理方式，是局部晚期非小细胞肺癌以及小细胞肺癌的主要治疗方式。对一些早期肺癌，因高龄或内科原因不能手术的患者，放疗可作为根治性治疗手段。

149 放疗的副作用大吗，应该如何处理？

在临床放射治疗过程中，放射线对人体正常组织必然会产生一定的影响，从而造成一定的放射反应与损伤。放射线对组织器官的损伤与很多因素有关。组织对放射线的敏感性（指损伤程度）与其增殖能力成正比，与其分化程度成反比，即增殖能力越强的组织越敏感，分化程度越低的越敏感，反之亦然。如淋巴组织、骨髓、睾丸、卵巢、小肠上皮等对放射线最敏感，最容易受损害；其次是皮肤上皮、角膜、口鼻腔、晶体、胃和膀胱上皮等；最不敏感的组织是肌肉、骨和神经组织。在一定的照射剂量下，组织受照射面积越大，损伤越大；面积越小，损伤越小。在一定的照射面积下，照射强度（单次照射剂量）越大，损伤也越大。

温馨提示

肿瘤放疗科医生首先考虑的是在尽量避免并减少对正常组织损伤的同时，如何彻底消灭肿瘤，从而达到治愈肿瘤、保护功能、提高生存质量和延长生命的目的。

胸部肿瘤放疗不良反应主要包括放射性食管炎、反射性肺炎及脊髓损伤等等，应用现代计算机应用程序制订治疗计划，勾画生物靶区，减少不必要的照射体积。放射性肺损伤比较常见，也是胸部放疗主要的剂量限制因素，可分为急性放射性肺炎和反射性肺纤维化，根据不同的临床表现以及影像学特点可给予吸氧、祛痰、支气管扩张剂、激素治疗以及抗生素应用等等。

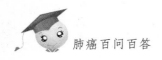

150 放疗期间患者皮肤为什么会变颜色，怎么保护？

皮肤损伤出现在放疗 20 次以后，皮肤变色的原因有两方面：首先，射线对于皮肤基底细胞和真皮生发层的损伤，会使细胞更新换代出现问题，同时细胞坏死后还会发生颜色改变及色素沉着。其次，射线对于真皮层血管损伤会引起局部水肿及炎症，皮肤出现发红和色素沉着进而引起皮肤变色。在皮肤损伤早期，仅仅是红斑，一般不需要处理。当表皮细胞发生坏死，出现干性脱皮，可以用湿润烧伤膏处理。随着放疗进一步进行皮肤会进一步损伤，真皮修复缓慢，皮肤发生破溃，同时皮下毛细血管损伤通透性升高，引起局部渗出增加，局部形成湿性脱皮，可以用表皮生长因子制剂(如金因肽)处理。较为严重的皮肤损伤破溃晚期会形成皮肤纤维化，局部瘢痕一般较难缓解，没有特别好的处理方法。

151 哪些肺癌患者手术后需要放疗？

术后放疗是肺癌手术的重要补充，处于十分重要的地位，对于部分患者不可或缺。对于术后支气管残端阳性，侵犯周围器官以及术后病理证实有多组纵隔淋巴结转移的患者，可给予术后放疗，最大限度提高患者的治愈率。

152 什么是肺癌的生物治疗？

生物治疗本身的定义比较宽泛，也曾经受到质疑和挑战，包括细胞因子治疗、肿瘤疫苗、过继性免疫细胞治疗造血干细胞移植治疗等，目前临床上肺癌生物治疗较常用的是通过抽取、分离患者自体免疫细胞，经过体外大量扩增，并回输至肺癌患者体内，从而通过自身免疫细胞达到杀伤癌细胞的目的，目前较常用的还有细胞因子及

温馨提示

根据肿瘤的病理类型、临床分期、发生部位和发展趋势，结合患者的全身情况和分子生物学行为，有计划地联合应用化疗药物和生物制剂进行治疗，可以明显提高抗肿瘤的疗效，达到最大限度改善患者生存质量的目的。

免疫调节剂等等。

153 生物治疗的意义有多大，什么患者适合生物治疗？

生物治疗作为其他抗肿瘤治疗的重要辅助手段，近年来越来越受到重视，但由于肺癌独特的生物学特点，生物治疗多与手术和放化疗联合使用，如非小细胞肺癌患者一般在术后，而小细胞肺癌患者多在化疗期间开展，将生物治疗和化学治疗联合应用于肺癌治疗是恶性肿瘤综合治疗模式的典范。生物治疗已在肾癌及黑色素瘤等恶性疾病中取得巨大成功，同样，在肺癌中，对于病情稳定的患者也有着不错的疗

> **温馨提示**
>
> 国际上研究多倾向于同步放化疗治疗模式优于序贯放化疗，而我国根据国民自身特点及对治疗及副反应情况，我国多采用序贯放化疗模式。

效，对于手术根治或根治性放化疗并且相对稳定的患者，推荐生物治疗。

154 化疗可以与放疗联合治疗吗？

当然可以联合，而且放化疗联合是治疗不可切除局部晚期非小细胞肺癌及局限期小细胞肺癌的最重要治疗模式，两者相辅相成，有相互补充、缺一不可的作用，放疗针对局部病灶，而化疗兼顾全身。二者联合的方式有同步放化疗、序贯放化疗等方式，对于不可手术切除的局部晚期非小细胞肺癌，目前的标准模式为含铂方案的化疗和放射治疗联合的模式。

155 化疗可以和靶向治疗联合吗？

化疗联合 EGFR-TKI 治疗是否会提高疗效和改善生存期是目前关注的热点，目前国际和国内确实有一些临床试验研究此两者的联合使用，但多为阴性结果或尚在试验进行中，而血管靶向治疗成为近年来另一个关注热点，贝伐单抗联合泰素/卡铂方案可以提高非小细胞肺癌疗效，延长患者生存期。

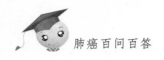

156 什么是肺癌的个体化治疗，个体化治疗是不是可以自己选择治疗方案？

个体化治疗是根据患者自身的身体情况、基础疾病、肺癌病理类型、基因检测、治疗情况等多方面指标而进行综合评估，而为每一位患者量身定做的治疗方案，可由多个部门、科室、专家参与，当然不是由自己随意选择治疗方案。NSCLC 肺癌的治疗已经进入到分子靶向治疗的个体化治疗时代，今后会发现更多的驱动基因及治疗靶位，治疗方案更为细化，所面临的问题是如何克服靶向药物的耐药问题。

157 肺癌患者如何"进补"？

肺癌患者补充"补品"不是必须。很多患者及家属会问及是否有必要进食一些燕窝、虫草、海参等补品，虫草是一种真菌，具有一定的调节免疫的作用；海参、燕窝等含大量优质蛋白。但科学研究表明，虫草调节免疫的功能并不优于香菇等菌菇类食物，而燕窝、海参所含有的优质蛋白也可以用鸡蛋、鱼肉、虾肉等代替，因此有条件的家庭可以选择补品，而对于大部分患者，平时注意多进食些鸡蛋、鱼肉、虾肉、菌菇类食物等，有助于康复。

158 中医是怎么认识肺癌的？

传统中医学理论认为，肺癌多属于祖国医学的"肺积""息贲""咳嗽""咯血""胸痛""喘证"等范畴。中医认为正虚（内因）与邪实（外因）是肺癌发病的主要因素。通常先是由于饮食失调、劳倦过度、情志不畅等导致脏腑阴阳失调、正气虚损，然后六淫之邪乘虚袭肺，邪滞胸中，肺气积郁，宣降失司，气机不利，血行受阻；津液失于输布，津聚为痰，痰凝气滞，瘀阻脉络，于是气、血、痰胶结，日久形成肺部症结。因此，肺癌是因虚而致病，因虚而致实，与肺、脾、肾三脏密切相关，是一种本虚标实的疾病。肺癌的虚以阴虚、气阴两虚为主；实则不外乎气滞、血瘀、痰凝、毒聚的病理变化。

（1）外邪袭肺：肺为娇脏，外感邪毒容易侵淫肺脏，致肺气宣降失司，气机不畅，血行受阻，气滞血瘀，日久成证。

（2）饮食劳倦：饮食不节，或劳伤心脾，易损伤脾胃，脾失健运，胃失和降，水谷不能化生为精微，聚而成痰，"肺为贮痰之器"，痰湿蕴肺，气机不利，血行不畅，痰瘀交阻，久而形成肿块。

（3）情志失调：七情不遂，导致脏腑功能失调，气机紊乱，津液输布失常，阻滞脉络，积而日久，形成肿块。

（4）脏腑虚损：年老体衰，肾气不足；或长期慢性肺部疾患，耗气伤津，损伤肺脾、病久及肾，复因外邪乘虚而入，正气无力驱邪外出，邪毒留恋，阻碍气机，血行不畅，日久聚而成块。

159 中医治疗肺癌有何优势？

个体化：现代医学与中医学各有优缺点。现代医学的优势在于作用点明确，治疗可规范，缺点在于难以真正做到个体化。而中医学的优势在于可以制订符合每个人特征的个体化治疗方案——也就是我们通常所说的辨证论治。但中医也有缺点，那就是对于肿瘤细胞的杀灭没有现代医学那么直接迅速。

整体观念：现代医学治疗肿瘤集中于肿瘤本身，对于肿瘤对机体造成的影响以及治疗对身体造成的损伤并非重点。而中医则始终以患者的整体状态作为治疗肿瘤的原则，因此中医在针对肿瘤治疗同时总是在顾及身体的整体状态。

身心兼济：中医在治疗身体疾患的同时，还有部分心理调整的作用。因为中医始终认为情绪（中医讲的七情）是导致肿瘤的原因之一。所以中医有很多的药物和处方是针对患者的情绪进行治疗的，而且中医在给予患者看病的同时往往还有少量的心理疏导。

160 肺癌的中医治疗法则是什么？

根据本病的病因病机和临床表现，辨证可分为邪实为主的气滞血瘀、热毒炽盛、痰湿蕴肺、痰毒瘀滞等证；正虚为主的气阴两虚、气滞血瘀、痰湿蕴肺、痰瘀互结等证。

1.气阴两虚

主证：咳嗽少痰，或痰稠而黏，咳声低弱，痰中带血，气短喘促，神疲乏力，面

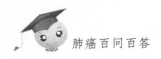

色淡白,纳少,形体消瘦,恶风,自汗或盗汗,口干不欲饮,苔薄,质红,脉细弱。

治则:益气养阴,解毒消瘤。

方药:四君子汤合沙参麦冬汤加减:太子参10g,黄芪30g,沙参10g,麦冬10g,五味子12g,山药10g,茯苓10g,何首乌30g,鸡内金9g,女贞子10g,枸杞子10g,红景天12g,半枝莲15g,浙贝母10g,三七粉6g,天南星12g。

加减:偏于阴虚者,加天冬、玄参、百合等;咳痰不利,痰少而黏者,加栝楼、杏仁;若肺肾同病,阴损及阳,出现阳气虚者,可加仙茅、淫羊藿、巴戟天、肉苁蓉、补骨脂等。

2.气滞血瘀

主证:咳嗽咳痰,气急胸闷,胸胁胀满,胸痛有定处,如锥如刺;或痰血暗红,唇甲紫暗,舌质暗或有瘀斑,苔薄黄,脉弦或细涩。

治则:行气化滞,活血散瘀,软坚散结。

方药:血府逐瘀汤加减:当归10g,红花12g,枳壳12g,赤芍10g,柴胡12g,桔梗12g,川芎12g,水蛭3g,红景天12g,半枝莲15g,浙贝母10g,三七粉6g,天南星12g。

加减:反复咯血,血色暗红者,加蒲黄、藕节、仙鹤草、三七、茜草根;口干舌燥者,加沙参、玄参、知母;食少、乏力、气短者,加黄芪、党参、白术。

3.痰湿蕴肺

主证:咳嗽,痰多黏稠,色白或黄白相兼,胸闷气憋,胸痛,便溏纳呆,神疲乏力,舌质暗,苔白腻或黄厚腻,脉弦滑。

治则:行气化痰,健脾燥湿,解毒清肺。

方药:二陈汤、瓜蒌薤白半夏汤加减:半夏12g,橘红12g,茯苓10g,山慈菇10g,炙甘草12g,白芥子30g,苏子10g,莱菔子30g,猫抓草10g,红景天12g,半枝莲15g,浙贝母10g,三七粉6g,天南星12g。

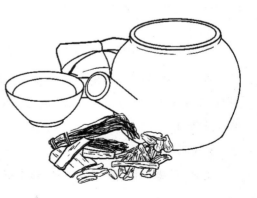

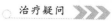

加减：胸水憋闷，喘咳较甚，加葶苈大枣泻肺汤；痰郁化热，痰黄黏稠，加海蛤壳、鱼腥草、天荞麦根、黄芩；胸痛甚，瘀象明显，加郁金、川芎、延胡索；神疲纳呆，加党参、白术、鸡内金。

4.痰瘀互结

主证：咳嗽、痰多且黏，或咳吐脓痰，胸闷胸痛，身热尿黄，苔黄白腻，脉滑数。

治则：清热化痰，活血解毒消块。

方药：血府逐瘀汤、二陈汤加减：当归 10g，红花 12g，枳壳 12g，赤芍 10g，柴胡 12g，桔梗 12g，川芎 12g，水蛭 3g，半夏 12g，橘红 12g，茯苓 10g，山慈菇 10g，炙甘草 12g，半枝莲 15g，浙贝母 10g，三七粉 6g，天南星 12g。

加减：痰多咳嗽，加鱼腥草、杏仁、胆星；低热，加青蒿、黄芩、碧玉散。

161 中医是如何为肺癌的放化疗保驾护航的？

中医为什么能为放化疗保驾护航：放化疗会对身体的不同组织器官造成损伤，一般认为化疗药物是罪魁祸首。然而，放化疗对身体造成损伤的种类和程度因人而异，这是为什么？可以推测，放化疗对机体造成损伤的差异是由于患者的个体差异造成的。这也就是中医可以为放化疗保驾护航的理论基础，因为辨证论治就是找出这种个体的差异去加以调整的。因此，中医的出发点是根据每个人当前的状态，通过辨证论治的方法制订一套符合患者特点的治疗方案，从而使患者的机体达到一个最佳状态，减少副作用发生的概率。

中医在放化疗的过程中可以做到以下几点：

1.协调阴阳，调整身体至最佳状态，为"抗瘤战争"备好粮草弹药。

化疗对人体的正常组织会有损伤，导致体力下降，胃肠道功能障碍，肝肾功能损伤。这些都会造成患者痛苦不堪，甚至导致化疗的中断。采用中药调理可以避免上述问题，顺利完成放化疗。

2.增加化疗药物的吸收，改善放疗疗效。

肿瘤内部除了瘤细胞之外，还有很多的结缔组织、迂曲的血管等等，这些导致化疗药物吸收的障碍，也影响了放疗的疗效。而通过中医活血化瘀、软坚散

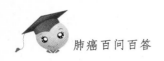

结、化痰除湿,会改善肿瘤微环境的紊乱,促进化疗药物的吸收,改善放疗疗效。

3.提高肿瘤细胞对于化疗药物的敏感性。

化疗药物有效率普遍较低,原因之一与肿瘤细胞的耐药性有关。通过中医辨证施治,可以改善肿瘤细胞对化疗药物的敏感性,提高化疗疗效。

162 中医药在肺癌综合治疗中的作用和优势有哪些?

中医药在肺癌的综合治疗中并不能作为主导的治疗方式,中医认为患癌概率和复发转移概率的不同与身体的阴阳是否失衡有关系,类似于现在讲的机体内环境和肿瘤微环境。中药调整应该有助于抗癌,预防转移,同时在提升患者机体免疫力以及减轻患者化疗后机体损伤方面有着不错的疗效。

163 肺癌术后多久可以服中药,中药要服用多久?

提升免疫力、调理机体内环境的中药术后即可服用,一般服用 3~6 个月,也可长期服用。

164 "虫草""灵芝"等补品能不能吃,需不需要吃?

现代医学证明,虫草、灵芝具有抗肿瘤、免疫调节等作用,放化疗期间可起到减轻副作用的功效,是一种很好的肿瘤治疗保护剂。但虫草、灵芝等只是补品而不是必需品,患者可结合自身条件进食。

165 民间的"偏方"能治愈肺癌吗?

民间偏方目前来看并不能治疗肺癌,反而一些偏方中含有重金属而对肺癌患者的肝肾功能产生影响,从而影响患者正规治疗的进行。

166 肺癌容易转移到哪些部位,会有什么症状,需要怎样治疗?

常见的转移部位有脑、肝脏、肾上腺、骨骼以及颈部淋巴结,当转移病灶较小时,患者可能无明显症状,而随着病情进展,肿瘤变大,不同转移器官会出现不同的症状,肺外胸内扩展引起的症状和体征:胸痛、声音嘶哑、咽下困难、胸

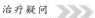

水、上腔静脉综合征(表现为头面部和上半身瘀血水肿、颈部肿胀、颈静脉扩张等)、Hornor综合征(表现为病侧眼睑下垂、瞳孔缩小、眼球内陷、同侧额部与胸壁少汗或无汗)。一般以对症治疗为主,如出现胸水时,可行置管引流,引流充分后可胸腔灌注化疗药物及生物制剂控制胸水。

脑转移可变现为头晕,头痛,甚至剧烈头痛,恶心,喷射性呕吐,复视以及言语不清,视力模糊,一侧肢体无力,动作震颤肢体感觉异常等,可通过甘露醇等脱水方式降颅压,待症状平稳,可行全脑放疗,若为单发脑转移或在临近区域转移灶,可行手术切除。

肝转移可能出现食欲减退、恶心、肝区疼痛,肝脏短期内肿大,肝功能衰竭症状,单发或多发在解剖同一肝叶可考虑手术切除、射频、介入治疗等。肾上腺转移发展较慢,可出现乏力易倦,食欲减退,恶心呕吐,腹泻,皮肤色素增加,腋毛脱落等症状,可根据患者具体病情及身体情况选择等待或行腹腔镜下转移肾上腺切除术。

骨转移较为常见,主要症状为局部、持续性、进行性刺痛和明显的压痛,脊柱转移可压迫或侵犯脊髓,甚至造成截瘫,要根据转移部位的轻重缓急进行,治疗包括双磷酸盐抗骨转移治疗,局部放疗止痛以及外科治疗等等。

淋巴结转移以双锁骨上转移较为多见,常表现为颈部无痛性肿大包块,晚期可有压迫症状,可根据具体情况行区域或全颈淋巴结清扫,或颈部放疗。

167 晚期肺癌患者出现厌食和恶病质该怎么办?

厌食及恶病质是癌症患者死亡的主要原因,致死率高达80%。其主要特征是厌食、组织消耗、体重减轻,并伴有肌肉和脂肪组织的减少、功能状态差。

恶病质中的肌肉耗损和消瘦主要不是因为食欲缺乏造成,实际是由癌症本身引起的,因此要

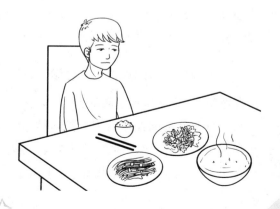

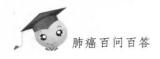

减轻恶病质,最主要的还是通过治疗肿瘤本身,同时积极辅以刺激食欲、营养支持等对症支持治疗,若肿瘤无法控制,只能以对症支持治疗为主,但病情通常改善不明显。

168 晚期肺癌患者的治疗有哪些原则?

晚期肺癌应采用以全身治疗为主的综合治疗,根据患者的病理类型、分子遗传学特征以及患者的机体状态制订个体化的治疗策略,以期最大程度地延长患者生存时间、控制疾病进展程度、提高生存质量。

169 肿瘤标志物升高是不是表示肿瘤复发了?

肿瘤标志物升高不一定表示肿瘤复发,肿瘤标志物在临床中可作为评价疗效、复发转移、预后判断的依据,除肿瘤复发外,在抗肿瘤治疗后,肿瘤坏死崩解也可致循环中肿瘤标志物的升高。判断肿瘤是否复发要靠 CT、B 超等相关检查,也要根据标志物的升高情况以及不同时间点的动态变化进行综合分析而不是单纯靠肿瘤标志物。

170 哪些肺癌患者手术后容易复发?

首先术前要行完善的全身检查,降低漏诊的可能性,另外随着术后临床病理分期的增加,复发及转移的可能性增加,即分期越晚,术后复发的可能性越大,对于同期别的患者,存在危险因素,如胸膜侵犯、脉管瘤栓、微乳头结构等恶性程度较高的肿瘤复发可能性较大。

171 为什么有的患者手术也做了,放化疗也做了,还是出现了转移?

一旦恶性肿瘤在体内生长被启动,往往是不可逆过程,手术能在短期内起到减瘤效果,切除的只是可见病灶,对于微小

温馨提示

放化疗也是起到控制肿瘤、缩小肿瘤的作用,无法做到根除肿瘤,因此当人体免疫力低下而不足以对抗肿瘤细胞时,肿瘤便可能复发转移。

不可见病灶、血液及淋巴液中的游离癌细胞、休眠期癌细胞无效;术后复发转移不仅与病理类型有关,而且与预后病理最终分期密切相关,即分期越晚,复发的可能性越大。

172 什么是"精准医疗",在晚期肺癌中是否有应用?

精准医疗是指以个人基因组信息为基础,为患者量身设计出的最佳治疗方案,以期达到治疗效果最大化和副作用最小化的一门定制医疗模式。

肿瘤的致病根源在于某些基因的变异,导致这些细胞异于正常体细胞,具有恶性增殖、抗凋亡、逃避免疫监控等,同时具有组织侵袭、器官转移等功能。

肿瘤分子靶向治疗就是依据已知肿瘤发生中涉及的异常分子和基因而设计和研制的药物,选择性杀伤肿瘤细胞。靶向治疗就像一颗"聪明的炸弹",精确地瞄准各个

肿瘤的精准医疗

肿瘤的精准医疗概念包含上游的精准诊断和下游的精准治疗两部分。精准诊断是通过测序深入到基因多态性的层面,对疾病的了解深入到体细胞突变,从而精准找出导致肿瘤细胞的相关变异基因。精准治疗是精准医疗的主体。首先要通过数据库检索确定变异基因的临床学意义,从而制订个性化治疗方案,包括分子靶向药物、抗体药物和抗体偶联药物等。

靶点,即细胞发生恶性病变的一个或多个环节,准确地消灭肿瘤细胞,提高治疗的效果。特异性高,具有很好的分子和细胞选择性,同时能够减少对正常组织的损伤,不良反应也远远小于传统的化疗和放疗,实现了"高效低毒"。

173 精准治疗在晚期肺癌患者中如何应用?

肺癌晚期患者出现淋巴转移、骨转移等全身转移症状,没有手术指征,一些患者由于身体虚弱也无法承受化疗和放疗,而靶向治疗特异性高毒性小,是最佳的治疗方案选择。

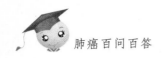

临床案例证明,晚期肺腺癌患者已出现淋巴转移和骨转移,经基因检测是EGFR 基因突变,且没有耐药基因 KRAS 突变,使用靶向药物一个疗程,病情可明显缓解,肿瘤细胞不仅得到很好的控制,而且出现减少,恶性胸水和心包积液减少,患者感觉良好。临床试验证明,肺癌靶向药物作为一线治疗方案,不论是单独使用还是与化疗药物相结合,对比传统的仅使用化疗药物,对于肺癌晚期患者的无进展生存期和总生存期的延长,都能表现出优势。

174 参加临床试验能够使患者获益吗?

临床试验并不是拿患者当小白鼠,这是目前许多患者存在的最大认知误区,应该说是风险与收益并存。在医学发达的西方国家,几乎所有的肺癌患者都参加临床试验,试验过程中可以了解和获得最新的治疗方法,相关治疗药物与检查均为免费提供,同时得到最专业的医疗团队的密切随访和跟踪,绝大多数都能从中获益,试验中为了避免患者和医生的主观影响,将患者分为试验组及对照组,试验组往往是目前较新的治疗、用药或治疗手段,而对照组则是目前国际上通用的常规治疗手段,无论哪个组,都能使肺癌患者从中受益。

175 什么是临床试验?

指任何在人体(患者或健康志愿者)进行药物的系统性研究,以证实或提示试验药物的作用,不良反应和(或)试验药物的吸收、分布、代谢和排泄,目的是确定试验药物的疗效与安全性。美国国立卫生研究所 NIH 研究发现,临床试验中新的疗法可能比标准疗法更为安全、有效,受试者从新的疗法中首先获益,并能够获得医护人员更为系统的观察和疗效。

176 您在临床试验中的权益有哪些?

您在临床试验中享有生命健康权、知情同意权、隐私权、自主参与权、及时治疗等权益。临床试验以自愿为原则,您可以拒绝参加或在任何时候退出临床试验,而不会因此受到损失或失去您原本应有的权益,也不会影响医生对您的治疗;但您必须通知研究医生,医生会要求您到医院做最后一次检查和评估。

如果您退出研究,在相关法律法规允许的范围内,退出之前已获得的您的研究资料可能会被采用。

177 入组临床试验您需要配合医生做什么?

入组临床试验后,您需要按照研究医生的要求,按时回医院复诊,并积极配合医生完成此项临床试验的各种流程。在您结束治疗后,研究医生可能会要求您接受长期随访——您需要定期回医院复诊,研究医生或以电话随访的方式了解您的身体状况,从而了解此研究的长期效果。

178 阅读知情同意书时,应关注哪些内容?

知情同意书是每位患者表示自愿参加某一临床试验的文件证明。研究医生需要向患者说明试验性质、试验目的、可能的收益和风险、可供选用的其他治疗方法以及患者的权利和义务等,患者充分理解这些信息后,在没有强迫、不正当压力和引诱的情况下,自愿做出是否参与临床试验,以及在试验过程中是否退出的决定。

当患者在决定是否参加临床试验之前,应仔细阅读知情同意书的内容,才能进一步保障自己的权利。患者在阅读时,请关注以下几点:①了解临床试验的目的和方法,即为什么要进行这样的试验,试验中患者如何分组,临床试验需要进行多长时间,需要患者配合的地方;②试验预期的效果和利益,即参加试验预期达到的疗效;③试验过程中可能发生的毒副作用及处理方法;④除了此项临床试验,可以接受的其他治疗方法与说明;⑤临床试验期间饮食和行为上的禁忌或限制。

康复疑问

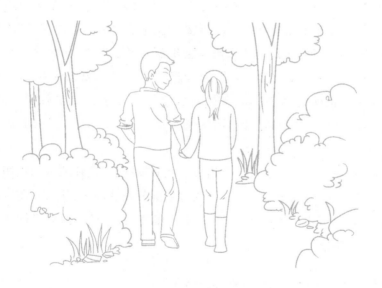

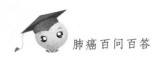

179 晚期肺癌患者的复查是怎样的?

一般而言,晚期肺癌患者需要接受放化疗为主的综合治疗,在治疗过程中,需遵照医生要求行治疗中复查,以评定疗效,为进一步治疗提供依据。晚期肺癌患者治疗后 2~3 年,每 2~3 个月复查一次;3~5 年内,每半年复查一次;5 年以后,每年复查一次,直至终身。一般需要检查胸 CT、上腹 B 超及肿瘤标志物。复查需持续终身,或至病情进展并及时接受二线治疗。期间不适随诊。

180 为什么说定期复查和随访意义重大?

肺癌具有发病率高、死亡率高的特点。接受系统治疗的患者术后不乏复发、转移者,甚至发生新的肺部恶性肿瘤。即使有些被早发现、早治疗,近期治愈,但随着时间的推移,仍有少数患者会出现复发或转移,而且这种早期复发或转移的小病灶不会引起患者的任何不适。定期复查或随访能及时发现问题,从而迅速采取正确的治疗措施,如针对性的二三线治疗,再度控制病情,以免因发现过晚,延误治疗时机,即早期发现、早期治疗,从而进一步延长患者的生存期。

此外,癌症患者治疗后可能会出现一些并发症、后遗症或毒副作用。不少患者由于缺乏这方面的知识,常误认为是癌症复发或转移,忧虑重重。而通过复查和随访,向医生了解清楚,适当地进行康复治疗,可解除患者的忧虑与症状,改善生存质量。

181 治疗结束后很害怕复发,该如何应对?

治疗结束后应定期随访与复查,帮助了解有无复发,从而解除心中的忧虑,另外有研究表明,长期忧郁、悲观、绝望,可导致机体免疫功能减弱,反而有助于肿瘤的复发。因而,肿瘤患者应保持积极的心态,保持精神愉悦、胸怀开放,保持良好的睡眠及饮食,增强自身抵抗力,勇敢地面对人生。

182 哪些症状提示可能肿瘤复发了？

肺癌患者手术后有一定程度的胸廓痛、麻木、胀、痒等感觉异常，以及咳嗽、气短、胸闷等呼吸道症状均为手术损伤的术后体现。但如果出现严重胸闷、气短(提示大量胸腔积液)，不明原因咳嗽伴痰中带血、咯血(复发肿瘤)，锁骨上淋巴结肿大、头面部及上肢水肿、消瘦、头疼、恶心、呕吐、精神状态异常等症状可能为肿瘤转移至脑引起的颅内压增高所致，一般要优先处理；如肝区压痛、包块、转氨酶等升高可能提示肝脏转移，肾上腺转移肿瘤生长缓慢，常无明显自觉症状，骨痛，疼痛性质剧烈，改变体位及休息不能缓解和病理性骨折可提示骨转移，根据患者转移骨的承重情况采取不同的处理原则；体表触及固定且坚硬、多无痛感的结节多为淋巴结转移，上述情况均需考虑肿瘤复发的可能，并及时就诊。

183 肺癌治疗结束后可以参加工作吗，为尽快恢复应如何进行锻炼？

肺癌治疗结束后可以参加工作，但是需要注意的是手术后患者肺功能受损，手术切口愈合过程中，肌肉容易发生粘连、强直。因此患者术后应积极锻炼肺功能及肌肉功能锻炼(如吹气球、有效深呼吸，抬举上肢)。

放化疗后，患者体力差、免疫力低下，一般建议暂不参加工作，注意休息。即使参加工作，由于患者肺功能相对差，有时难以胜任以往的工作量，尤其是体力劳动者，需适当减轻工作量。

适当的体育锻炼可以明显改善患者的体质，增加抵抗力，促进疾病康复。患者可按照自己的兴趣选择运动项目，但患者需严格掌握身体的负荷量，并把心理锻炼列为首要内容，之后患者可慢慢增加运动量，但应评估自己的体质和耐受量，避免过度劳累。

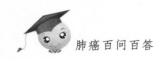
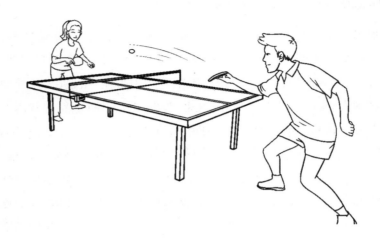

184 肿瘤复发是否就无法医治了？

答案当然是否定的，现代医学进步飞速，有多种治疗手段可供选择，无论是再次手术、二线、三线化疗，或者姑息性放疗，都可以缓解患者痛苦，提高生存质量，延长寿命。

185 肺癌患者饮食有什么要求吗？

肺癌患者在饮食上应注意

● 肺癌患者首先应戒烟限酒。大量研究表明，吸烟与肺癌直接相关，即使已经得了肺癌，戒烟也可受益；酒精(乙醇)会加重肝肾功能的负担，影响治疗药物的代谢和排出，还会影响药物的疗效。

● 肺癌患者最好不要饮茶，至少在化疗期间应避免饮茶。茶中含有鞣酸和茶碱，过多摄入会影响消化液的分泌，从而影响营养物质的吸收，另外茶碱会与很多药物竞争肝脏的代谢酶，影响化疗及靶向治疗的疗效。

● 在不过敏的前提下，可以吃鱼肉、虾肉、海鲜等富含优质蛋白的食物。癌症是一种消耗性的疾病，适当进食富含优质蛋白的食物有利于肿瘤患者术后的康复。而化疗期间则以清淡爽口为宜，增加饮水量，以加快药物代谢。

186 家庭成员该如何对患者进行心理疏导和日常照顾?

肺癌患者术后仍存在一定程度的咳嗽、气短、活动后气喘等不适,程度可轻可重,因人而异。通常,患者出院后可生活自理,家庭成员仅仅需给予患者有限的辅助。对于年老、恢复差的患者,以及接受化放疗辅助治疗副反应严重者,家庭成员需要在日常生活中给予更多的帮助。肺癌患者大都会在心理上承受一定的负担,感到沮丧、失落、无助甚至绝望,其他家庭成员也会存在或多或少的消极情绪。家属应积极调整自己,鼓励患者,相信医生,相信医学,经过规范化治疗,一定可以获得良好的生存期及生存质量,在必要的时候,需要心理医学干预治疗。

187 为什么说患者的自我心理调适很关键?

心理因素可以致病,而疾病又反作用于人的心理状态,肿瘤的发生除与理化、遗传等因素相关外,还与心理社会因素(主要是负性情绪)明显相关,心理社会因素不仅在肿瘤的发病原因中起作用,在肿瘤治疗和康复的不同阶段也极大影响治疗效果。因此,患者自我心理调适很关键。肿瘤患者应了解有关知识,正确认识肿瘤;勇敢面对事实,树立抗癌信心;提高心理素质,加强自我调节。寻找一些兴趣爱好,分散注意力,缓解压力,以获得更好的治疗效果。

188 回家后,患者可以参加哪些活动?

患者回家后,可首先从事一些力所能及的家庭劳动,随着身体功能的恢复,可以参加散步、郊游等愉悦身心的活动。遵循"循序渐进、量力而行"的原则。

189 患者能进行哪些简单的体育锻炼?

康复期的肺癌患者可以适当进行体育锻炼,需要注意的是运动训练应缓慢进行,尤其是一部分肺被切除的情况下。肺癌患者的锻炼可分两阶段进行:

适应阶段:患者首先按照自己的兴趣爱好选择运动项目,这一阶段需要严格掌握身体的负荷量,并把心理锻炼列为首要内容,同时辅以身体锻炼。

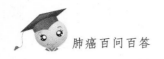

巩固阶段：在上一阶段的基础上，肺癌患者可以慢慢固定一项或两项锻炼项目，这取决于患者的兴趣和体质情况，不要超出身体的承受范围，导致病情恶化。

190 患者在康复期如何自我保健？

肺癌患者的康复期包括身体恢复和精神恢复两个阶段，是患者巩固各种治疗的延续，经过各种治疗后的癌症患者可以通过自我保健来改善和提高自己的生存质量。

患者在康复期的自我保健应注意

- 精神愉悦：癌症不是不治之症，治疗前后都不要悲观失望，坚强的求生意志是战胜癌症的有力武器。
- 生活规律：癌症患者的日常生活和正常人有所不同，除了定期接受治疗外，康复期间应合理安排好自己的生活、起居、饮食等并使之规律化、宽松、充满乐趣。
- 科学饮食：癌症患者的营养消耗大于正常人，应根据自身的病情、年龄、体质等综合调配，增加优质蛋白的摄入，以新鲜、营养、清淡、对口味、少食多餐为好。
- 合理锻炼：合理锻炼不仅可恢复体力、改善体质，更重要的是使精神上有寄托，消除、抑制悲观情绪。
- 定期复查：癌症患者应定期复查，切不可盲目乐观掉以轻心，定期复查可以帮助了解病情，及时治疗。

191 手术出院后能坐飞机吗？

肺癌手术会对肺功能有一定的影响，不同的手术切除范围，对肺功能的影响程度不一样。而飞机在不同的高度以及起飞降落的时候，机舱内调压装置会自动调节舱内空气压力，以保持舱内外压力基本平衡，减少舱壁受到的气压。而气压的变化对于刚手术完的患者的呼吸是有影响的。对于肺癌术后多久后能坐飞机，目前尚无一致的意见。一般来讲，术后 3 个月后坐飞机是没有问题的。

192 术后出现下胸壁麻木或沉重感是正常的吗？

手术切口的愈合过程分为炎性反应期、肉芽肿期、上皮期。伤口愈合的过程大约持续 1~3 年。上皮期为瘢痕愈合的最后一个阶段，此阶段瘢痕逐渐收缩、变薄及变淡，神经也逐渐恢复。神经恢复的过程会出现麻木、沉重感、间断疼痛的现象，这都是正常的。

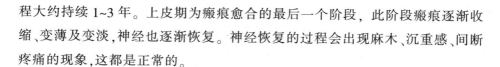

193 术后便秘怎么办？

术后便秘主要跟麻醉药物的使用、术后卧床胃肠蠕动慢、年龄、焦虑情绪等有关。术后可以食用一些润肠类的食物，或者服用一些通便的药物，能起到预防和治疗便秘的作用。若出现严重的便秘，可以应用开塞露，必要时可进行洗肠。